Der Autor

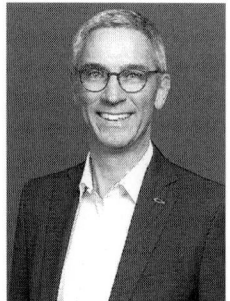

Prof. Dr. Thomas Kolb (Jahrgang 1966) ist Professor für Allgemeine Betriebswirtschaftslehre, insbesondere Gesundheitsmanagement und Rechnungswesen, im Studiengang Gesundheitsökonomie am Fachbereich Wiesbaden Business School der Hochschule RheinMain. Seine Schwerpunkte liegen in den Grundlagen der Gesundheitsökonomie, der Erbringung und Abrechnung ambulanter Leistungen, der Krankenhausfinanzierung und Krankenhausplanung und im internen und externen Rechnungswesen der Gesundheitsbetriebe. Seit 2022 ist er Mitglied des Expertenpools gemäß § 92b Absatz 6 SGB V beim Innovationsausschuss des Gemeinsamen Bundesausschusses.

Thomas Kolb

Basiswissen
Krankenhausfinanzierung
für Einsteiger und Praktiker

Verlag W. Kohlhammer

Dieses Werk einschließlich aller seiner Teile ist urheberrechtlich geschützt. Jede Verwendung außerhalb der engen Grenzen des Urheberrechts ist ohne Zustimmung des Verlags unzulässig und strafbar. Das gilt insbesondere für Vervielfältigungen, Übersetzungen, Mikroverfilmungen und für die Einspeicherung und Verarbeitung in elektronischen Systemen.

Die Wiedergabe von Warenbezeichnungen, Handelsnamen und sonstigen Kennzeichen in diesem Buch berechtigt nicht zu der Annahme, dass diese von jedermann frei benutzt werden dürfen. Vielmehr kann es sich auch dann um eingetragene Warenzeichen oder sonstige geschützte Kennzeichen handeln, wenn sie nicht eigens als solche gekennzeichnet sind.

Es konnten nicht alle Rechtsinhaber von Abbildungen ermittelt werden. Sollte dem Verlag gegenüber der Nachweis der Rechtsinhaberschaft geführt werden, wird das branchenübliche Honorar nachträglich gezahlt.

Dieses Werk enthält Hinweise/Links zu externen Websites Dritter, auf deren Inhalt der Verlag keinen Einfluss hat und die der Haftung der jeweiligen Seitenanbieter oder -betreiber unterliegen. Zum Zeitpunkt der Verlinkung wurden die externen Websites auf mögliche Rechtsverstöße überprüft und dabei keine Rechtsverletzung festgestellt. Ohne konkrete Hinweise auf eine solche Rechtsverletzung ist eine permanente inhaltliche Kontrolle der verlinkten Seiten nicht zumutbar. Sollten jedoch Rechtsverletzungen bekannt werden, werden die betroffenen externen Links soweit möglich unverzüglich entfernt.

1. Auflage 2025

Alle Rechte vorbehalten
© W. Kohlhammer GmbH, Stuttgart
Gesamtherstellung: W. Kohlhammer GmbH, Heßbrühlstr. 69, 70565 Stuttgart
produktsicherheit@kohlhammer.de

Print:
ISBN 978-3-17-045160-5

E-Book-Formate:
pdf: ISBN 978-3-17-045161-2
epub: ISBN 978-3-17-045162-9

Inhalt

Vorwort **11**

1 Das Krankenhaus als Betrieb **13**
   1.1   Begriff des Betriebes 13
   1.2   Einordnung des Krankenhauses in den betriebswirtschaftlichen Kontext 14
   1.3   Mögliche Finanzierungsquellen des Krankenhauses 15
   1.4   Eingliederung des Krankenhausbetriebes in das Gesundheitswesen 16
   1.5   Legaldefinition des Krankenhauses 16
   1.6   Statistische Gliederung der Krankenhäuser 16
       1.6.1   Gruppierung nach der ärztlich-pflegerischen Zielsetzung 17
       1.6.2   Gruppierung nach der ärztlichen Besetzung 17
       1.6.3   Gruppierung nach der Intensität von Behandlung und Pflege 17
       1.6.4   Gruppierung nach dem Vorhandensein krankenhausergänzender Einrichtungen 17
       1.6.5   Gruppierung nach der Trägerschaft 18
       1.6.6   Gruppierung nach der Rechtsform 18
       1.6.7   Gruppierung nach der Anforderungs- oder Versorgungsstufe 19
       1.6.8   Gruppierung nach der Wahrnehmung von Ausbildungsaufgaben 19
   Verständnisfragen zu Kapitel 1 20

2 Das Krankenhaus aus Sicht des Gesetzgebers **21**
   2.1   Struktur und Grundprinzipien der Sozialgesetzgebung 21
   2.2   Grundsatz der Wirtschaftlichkeit 22
   2.3   Ableitung der Krankenhausfinanzierung aus dem Grundgesetz 23
   Verständnisfragen zu Kapitel 2 23

3 Facetten der Krankenhausbehandlung nach dem SGB V **25**
   3.1   Definition der Krankenhausbehandlung nach dem SGB V .. 25

	3.2	Betrachtung weiterer Versorgungsformen	25
		3.2.1 Grundlage und Notwendigkeit weiterer Versorgungsformen	25
		3.2.2 Vorstationäre Leistungen nach § 115a SGB V	26
		3.2.3 Nachstationäre Behandlung nach § 115a SGB V	28
		3.2.4 Ambulantes Operieren nach § 115b SGB V	30
		3.2.5 Stationsäquivalente Leistungen nach § 115d SGB V .	31
		3.2.6 Tagesstationäre Behandlung im Krankenhaus nach § 115e SGB V	31
		3.2.7 Entlassmanagement nach § 39 Absatz 1a SGB V	32
		3.2.8 Abgrenzung ambulanter und stationärer Behandlung	33
		3.2.9 Primäre und sekundäre Fehlbelegung und G-AEP-Kriterien	34
	Verständnisfragen zu Kapitel 3		38
4	**Das Krankenhaus als Leistungserbringer nach dem SGB V** ..		**39**
	4.1	Notwendigkeit der Zulassung des Krankenhauses	39
	4.2	Vertragsstrukturen zwischen Krankenhausträgern und gesetzlichen Krankenkassen	39
	4.3	Grundlagen der Krankenhausplanung	40
	4.4	Ausgangslage und Vorgaben des Gesetzgebers	41
	4.5	Versorgungsgebiete und deren Definition	43
	4.6	Lösungsansätze am Beispiel der Hill-Burton-Formel	44
	4.7	Qualität und Versorgungssicherung im scheinbaren Widerspruch	46
	4.8	Änderung der Planungssystematik durch die Krankenhausreform 2025	47
	Verständnisfragen zu Kapitel 4		48
5	**Einführung in die duale Krankenhausfinanzierung**		**49**
	5.1	Monistische Krankenhausfinanzierung als Vorgänger und als Perspektive	49
	5.2	Begriff der dualen Krankenhausfinanzierung	49
	5.3	Abgrenzung der Investitions- und der Betriebskosten	50
	5.4	Finanzierung der Betriebskosten durch die Benutzer des Krankenhauses	52
	Verständnisfragen zu Kapitel 5		52
6	**Finanzierung der Investitionskosten**		**54**
	6.1	Investitionsfinanzierung als Aufgabe des Gesetzgebers	54
	6.2	Instandhaltungs- und Herstellungskosten in der Krankenhausfinanzierung	54
	6.3	Definition, Abgrenzung und Finanzierung der Wirtschaftsgüter im Krankenhaus	57

	6.4 Baupauschale und Investitionsbewertungsrelationen zur Weiterentwicklung der Investitionsfinanzierung	59
	6.4.1 Baupauschale	59
	6.4.2 Investitionsbewertungsrelationen	61
	Verständnisfragen zu Kapitel 6	65

7 Leistungen und Kosten im Krankenhaus ... 66
7.1 Krankenhausleistung, allgemeine Krankenhausleistung und Wahlleistung ... 66
7.2. Pflegesatzfähige und nicht pflegesatzfähige Kosten ... 68
7.3 Wahlleistungen im Krankenhaus ... 69
Verständnisfragen zu Kapitel 7 ... 72

8 Somatische Entgelte im Krankenhaus ... 73
8.1 Diagnosis Related Groups ... 73
    8.1.1 Gesetzliche Vorgaben und Einordnung des G-DRG-Systems ... 73
    8.1.2 Grundlagen des G-DRG-Systems ... 76
    8.1.3 Katalog der DRG-Entgelte ... 81
    8.1.4 Erlösbildung der DRGs ... 86
8.2 Weitere Entgelte im aG-DRG-System ... 95
    8.2.1 Zusatzentgelte ... 96
    8.2.2 Hybrid-DRGs ... 99
Verständnisfragen zu Kapitel 8 ... 105

9 Pauschalierende Entgelte für Psychiatrie und Psychosomatik ... 106
9.1 Intention und Vorgaben des Gesetzgebers ... 106
9.2 Herkunft und Aufbau des PEPP-Katalogs ... 106
9.3 Ergänzende Entgelte des PEPP-Systems ... 107
9.4 Ermittlung der Erlöse ... 108
9.5 Nomenklatur der Entgelte ... 111
Verständnisfragen zu Kapitel 9 ... 113

10 Ermittlung des Krankenhausbudgets ... 114
10.1 Aufbau und Ablauf des Budgetverfahrens ... 114
10.2 Prospektivitätsgebot und Genehmigung ... 114
10.3 Parteien des Pflegesatzverfahrens ... 115
10.4 Schlichtung über die Schiedsstelle ... 116
10.5 Verrechnung der Entgelte ... 116
Verständnisfragen zu Kapitel 10 ... 117

11 Betrachtung der Entgelte auf der Systemebene ... 118
11.1 Vereinbarungsebenen im G-DRG-System und im PEPP-System ... 118
11.2 Zeitliche Gliederung der Einführung der Entgelte ... 118

Verständnisfragen zu Kapitel 11 122

12 Überblick über ausgewählte stationäre Abrechnungsregelungen 123
Verständnisfragen zu Kapitel 12 125

13 Ausgleiche 126
13.1 Erlösausgleiche 126
    13.1.1 Funktion und Ermittlung der Ausgleiche 126
    13.1.2 Höhe der Ausgleichsquoten 128
    13.1.3 Verrechnung der Ausgleichsbeträge 129
13.2 Mehrleistungsabschlag 131
    13.2.1 Modifikation der Ausgleichsermittlung durch neue Anforderungen 131
    13.2.2 Funktion und Ermittlung des Abschlags 131
    13.2.3 Höhe des Abschlags 132
13.3 Fixkostendegressionsabschlag 132
    13.3.1 Modifikation der Modifikation 133
    13.3.2 Höhe der Ausgleichsquoten 133
    13.3.3 Funktion und Ermittlung des Abschlags 133
    13.3.4 Ausnahmen der Anwendung 135
13.4 Abgrenzung der einzelnen Ausgleichs- und Basisbereinigungsmechanismen 136
Verständnisfragen zu Kapitel 13 138

14 Krankenhausreform zum 01.01.2025 139
14.1 Eckpunkte und Vorbereitung des Verfahrens 139
14.2 Bildung von Leistungsgruppen 140
14.3 Mindestvorhaltezahlen zur Sicherung des Qualitätsanspruchs 142
14.4 Rolle des Bundeslandes bei der Vergabe von Leistungsgruppen 143
14.5 Zuweisung eines Vorhaltebudgets 144
14.6 Umstrukturierung des DRG-Leistungskatalogs 145
14.7 Besondere Rolle der onkologischen Versorgung 146
14.8 Ambulante Leistungen stärker im Fokus 147
14.9 Förderung besonderer Aktivitäten 149
Verständnisfragen zu Kapitel 14 150

15 Die Steuerung des Krankenhausbetriebes mit Hilfe von Daten 151
15.1 Daten und ihre Übermittlung im Krankenhaus 151
    15.1.1 Grundlegendes 151
    15.1.2 Datenübermittlung für die Zwecke der Abrechnung nach § 301 SGB V 151

		15.1.3 Datenübermittlung für die Zwecke der Weiterentwicklung des DRG-Systems nach § 21 KHEntgG	153
		15.1.4 Datenübermittlung für die Zwecke der Krankenhausstatistik	154
	15.2	Mögliche Kennzahlen im Krankenhaus	156
		15.2.1 Der Pflegetag	157
		15.2.2 Der Berechnungstag	157
		15.2.3 Die Fallzahl	157
		15.2.4 Die durchschnittliche Verweildauer	158
		15.2.5 Der Nutzungsgrad	159
		15.2.6 Die durchschnittlich belegten Betten	159
	Verständnisfragen zu Kapitel 15		160

Verzeichnisse — 161

Verzeichnis englischer Fachbegriffe — 161
Abkürzungsverzeichnis — 163
Abbildungsverzeichnis — 164
Tabellenverzeichnis — 165
Literaturverzeichnis — 166
Stichwortverzeichnis — 167

Vorwort

»Noch ein Buch zur Krankenhausfinanzierung und dabei gibt es schon so viele!« Die Bemerkung liegt auf der Hand, denn in der Tat existieren mittlerweile zahlreiche Werke, die sich mehr oder minder erfolgreich dem Thema »Wie finanziert sich ein Krankenhaus?« widmen. Das Thema hat mittlerweile galaktische Ausmaße. Zudem ist mir nach über 30-jähriger Tätigkeit im Gesundheitswesen eines klar geworden: Die Halbwertszeit der Reformen im Krankenhaus wird immer kürzer und fast jährlich erscheinen weitere Gesetze, Verordnungen und Bestimmungen, die es dem Praktiker nicht leicht machen, den Überblick zu behalten.

Genau hier setzt das vorliegende Werk an. Es unternimmt den Versuch, einen Weg durch eine hochkomplexe Materie zu bahnen, der nicht selten zahlreiche Abzweige mit sich bringt, die für ein umfängliches Verstehen auch begangen werden müssen. Dabei werden die Grundlagen der Krankenhausfinanzierung ebenso thematisiert wie beispielsweise das Budgetverfahren, der Mechanismus der Ausgleiche und selbstverständlich auch die im Jahr 2024 in Kraft getretene Krankenhausreform. Erfahrenen Praktikern soll es der Restrukturierung dienen, Einsteigern eine erste Systematisierung ermöglichen. Sie werden zudem anhand von Verständnisfragen bei der Aufarbeitung des Gelesenen unterstützt.

Meiner Frau zum wiederholten Male vielen Dank für ihr Verständnis, meinen Studenten herzlichen Dank für zahlreiche Rückfragen und Ihnen, liebe Leserinnen und Leser, viel Vergnügen beim Start in die unendlichen Weiten des Krankenhausfinanzierungs-Universums.

Thomas Kolb
Rüdesheim am Rhein, im Juni 2025

1 Das Krankenhaus als Betrieb

1.1 Begriff des Betriebes

Die klassische Betriebswirtschaftslehre differenziert den Begriff des Betriebes in Unternehmen und Haushalte:

- Während Unternehmen die Aufgabe haben, primär einen Güterbedarf fremder Betriebe und Haushalte zu decken, und dem Bereich der produktiven Einzelwirtschaft zugeordnet werden, haben Haushalte das Ziel, einen eigenen Bedarf zu decken, und werden der konsumtiven Einzelwirtschaft zugeordnet.

Beiden ist gemeinsam, dass sie eine planvoll organisierte Wirtschaftseinheit darstellen, in der Sachgüter und Dienstleistungen erstellt werden.
Nach ihrer Zugehörigkeit können Unternehmen ebenso wie Haushalte in die Dimension »privat« oder »öffentlich« unterteilt werden:

- Unternehmen der privaten oder öffentlichen Sphäre sind beispielsweise Autofabrikanten, Banken oder Krankenhäuser, die Sachleistungen bzw. Dienstleistungen herstellen.
- Zu den privaten Haushalten zählen die Einzelpersonen, die Kleinfamilien oder auch die Großfamilien.
- Zu den öffentlichen Haushalten zählen Bund, Länder, Gemeinden und Kreise.

Aufbauend auf der klassischen Definition des Unternehmens in der Betriebswirtschaftslehre charakterisieren folgende Attribute einen Betrieb:

1. Es handelt sich um eine technische, wirtschaftliche und soziale Einheit.
2. Die Aufgabe des Unternehmens besteht in der Fremdbedarfsdeckung.
3. Die Unternehmensführung ist in der Lage, selbständige Entscheidungen zu fällen.
4. Als Folge der selbständigen Entscheidungen sind eigene Risiken, wie sie beispielsweise aus der Verknappung von Gütern resultieren, zu tragen.
5. Das Unternehmensergebnis ist das Resultat aus dem Handeln von Menschen.
6. In einem hochkomplexen System sind unvorhersehbare Zustände von Unordnung naturgegeben.

Nach dem technokratischen Unternehmensverständnis von Taylor, der das Unternehmen im Sinne einer berechenbaren Maschine charakterisiert, führt die optimale Organisation von Arbeitsprozessen (Ablauforganisation) und Aufbau (Aufbauorganisation) des Unternehmens zu einem maximalen Ergebnis.

1.2 Einordnung des Krankenhauses in den betriebswirtschaftlichen Kontext

Das Krankenhaus gehört betriebstypologisch zu den Dienstleistungsbetrieben, die eine Dienstleistung erbringen, welche Kundenpräsenz voraussetzt (sog. Uno-acto-Prinzip). Da die Krankenhausbetriebswirtschaftslehre unterschiedliche Definitionen für das Krankenhaus als Unternehmen kennt, soll im Folgenden zunächst vom gesetzlich normierten Begriff des Krankenhauses ausgegangen werden.

Oberste Norm für den Krankenhausbereich ist das Krankenhausfinanzierungsgesetz (KHG). Es definiert in § 2 KHG Krankenhäuser als

> *[...] Einrichtung, in denen durch ärztliche und pflegerische Hilfeleistung Krankheiten, Leiden oder Körperschäden festgestellt, geheilt oder gelindert werden sollen oder Geburtshilfe geleistet wird und in denen die zu versorgenden Personen untergebracht werden können [...]*

Eine Krankenhausleistung ist eine Dienstleistung. Sie entsteht aus der Kombination der Produktionsfaktoren im Krankenhaus als immaterielles Wirtschaftsgut. Das Ziel dieser krankenhausbetrieblichen Dienstleistung besteht in der Bedarfsdeckung an medizinischer und pflegerischer Versorgung zur Verbesserung des Gesundheitszustands der zu versorgenden Patienten. Empfänger der Dienstleistung ist also der Patient, dessen Anwesenheit grundsätzlich erforderlich ist.

> **Ein neuer Begriff im Rahmen der Krankenhausreform 2025**
>
> Mit Verabschiedung der Krankenhausreform 2025 wurde der Begriff des **Krankenhausstandorts** nach § 2a KHG ergänzend zum originären Krankenhausbegriff relevant.
>
> Ein Krankenhausstandort ist hiernach
> »*ein Gebäude oder ein zusammenhängender Gebäudekomplex eines Krankenhausträgers, in dem Patienten in mindestens einer fachlichen Organisationseinheit voll-, teil- oder tagesstationär, vor- oder nachstationär oder ambulant behandelt werden, und dessen Ort [...] bestimmt ist.*«
>
> Ein Krankenhausstandort kann auch aus mehreren Gebäuden/Gebäudekomplexen eines Trägers bestehen, wenn der Abstand zwischen den am weitesten voneinander entfernt liegenden Gebäudepunkten maximal 2.000 Meter Luftlinie beträgt. Dies nennt man einen Flächenstandort.

> Darüber hinaus definiert das KHG den Begriff der »fachlichen Organisationseinheit«. Dies kann eine Fachabteilung, eine Tagesklinik oder eine andere ärztlich geleitete Organisationseinheit, in der ambulante Leistungen erbracht werden (Krankenhausambulanz), sein.
>
> Zur Festlegung des Krankenhausstandortes wird die Geokoordinate der Zugangsadresse (Straße, Hausnummer, Postleitzahl) genutzt.

1.3 Mögliche Finanzierungsquellen des Krankenhauses

Es existieren nur wenige Betriebe, die eine so hohe Anzahl an möglichen Finanzierungsquellen haben wie ein Krankenhausbetrieb. Die Bandbreite reicht von Eigenmitteln des Krankenhausträgers über staatliche Zuwendungen, Mittel der Sozialleistungsträger bis hin zu Zahlungen der behandelten Patienten.

Im Rahmen dieses Buches werden im Schwerpunkt Leistungen des Staates, der Gesetzlichen Krankenversicherung (GKV), aber auch Zuwendungen der Patienten in Form von Wahlleistungen erörtert. Mögliche Finanzierungsquellen des Krankenhauses sind:

- Betriebskosten Krankenkassen
- Eigenmittel des Trägers
- Erlöse aus Ambulanzen
- Erlöse aus Wahlleistungen
- Fördermittel für Forschung und Lehre des Bundes
- Fördermittel für Forschung und Lehre der Länder
- Fördermittel der dualen Krankenhausfinanzierung der Länder
- Individuelle Gesundheitsleistungen
- Sonstige Drittmittel (z. B. Firmen)
- Spendengelder
- Stiftungsvermögen
- Verkauf analytische Dienstleistungen
- Verkauf Apotheke
- Verkauf Catering
- Verkauf Heilmittel
- Verkauf Hilfsmittel
- Vermietung/Verpachtung

1.4 Eingliederung des Krankenhausbetriebes in das Gesundheitswesen

Innerhalb der GKV stellt der Krankenhausbereich einen großen Teil der Leistungs- und Ausgabenströme dar. Der Krankenhausbereich bildet in der GKV ca. ein Drittel der Gesamtausgaben in Höhe von über 300 Mrd. EUR ab (Stand 2024). Auf ihn entfallen also ca. 100 Mrd. EUR. In ca. 1.800 deutschen Krankenhäusern mit ihren rund 960.000 Mitarbeitern werden jährlich ca. 17 Mio. Patienten behandelt (Stand 2024). Hierfür stehen ca. 480.000 Betten zur Verfügung.

1.5 Legaldefinition des Krankenhauses

Als oberste Rechtsnorm der gesetzlichen Sozialversicherung definiert das Fünfte Buch des Sozialgesetzbuchs (SGB V) Krankenhäuser aus der Perspektive der Leistungserbringer. Nach § 107 Absatz 1 SGB V sind Krankenhäuser Einrichtungen, die

1. der Krankenhausbehandlung oder Geburtshilfe dienen,
2. fachlich-medizinisch unter ständiger ärztlicher Leitung stehen, über ausreichende, ihrem Versorgungsauftrag entsprechende diagnostische und therapeutische Möglichkeiten verfügen und nach wissenschaftlich anerkannten Methoden arbeiten,
3. mit Hilfe von jederzeit verfügbarem ärztlichem, Pflege-, Funktions- und medizinisch-technischem Personal darauf eingerichtet sind, vorwiegend durch ärztliche und pflegerische Hilfeleistung Krankheiten der Patienten zu erkennen, zu heilen, ihre Verschlimmerung zu verhüten, Krankheitsbeschwerden zu lindern oder Geburtshilfe zu leisten, und in denen
4. die Patienten untergebracht und verpflegt werden können.

Die Besonderheit besteht darin, dass nicht jedem Krankenhaus nach o. g. Definition automatisch die Erbringung von Krankenhausleistungen zu Lasten der GKV gestattet ist. Es bedarf dafür vielmehr einer Zulassung des Krankenhauses.

1.6 Statistische Gliederung der Krankenhäuser

In der krankenhausbetriebswirtschaftlichen Theorie haben sich unterschiedliche Merkmale zur Klassifizierung der Krankenhäuser herausgebildet.

1.6.1 Gruppierung nach der ärztlich-pflegerischen Zielsetzung

Differenziert werden

- Allgemeinkrankenhäuser ohne eine Schwerpunktsetzung in der Behandlung,
- Fachkrankenhäuser mit einer Spezialisierung der Fachrichtung(en) (z. B. Fachkrankenhäuser der Psychiatrie) und
- Sonderkrankenhäuser, die Sonderaufgaben (z. B. die Versorgung von Polizeibeamten oder Soldaten) wahrnehmen.

1.6.2 Gruppierung nach der ärztlichen Besetzung

Dieses Einteilungskriterium berücksichtigt das Anstellungsverhältnis des Arztes im Krankenhaus. Zu unterscheiden sind

- Anstaltskrankenhäuser mit angestelltem ärztlichem Personal und
- Belegkrankenhäuser, in denen die Erbringung der ärztlichen Leistung durch niedergelassene Vertragsärzte erfolgt.

Hierbei existieren auch Mischformen, bei denen beispielsweise ein Anstaltskrankenhaus lediglich einige Abteilungen als Belegabteilung führt, in denen die ärztliche Versorgung also primär durch Vertragsärzte erfolgt.

1.6.3 Gruppierung nach der Intensität von Behandlung und Pflege

Zu unterscheiden sind

- Akutkrankenhäuser zur schnellen und kurzfristigen Versorgung der Patienten,
- Langzeitkrankenhäuser zur Versorgung Kranker über einen längeren Zeitraum und
- Krankenhäuser für chronisch Kranke.

Aufgrund der Weiterentwicklung der Versorgung in Bezug auf die Verweildauern im Krankenhaus ist insbesondere die Unterscheidung zwischen Langzeitkrankenhäusern und Krankenhäusern für chronisch Kranke nicht mehr sinnvoll.

1.6.4 Gruppierung nach dem Vorhandensein krankenhausergänzender Einrichtungen

Krankenhausergänzende Einrichtungen sind Betriebsteile oder eigenständige Organisationseinheiten des Krankenhauses, die der Erweiterung des Leistungsspektrums oder der Konkretisierung des Behandlungsauftrages dienen. Zu nennen sind exemplarisch Tages- und Nachtkliniken der Psychiatrie, der Onkologie oder der Nephrologie, in denen der Patient am Tag oder in der Nacht versorgt wird.

Zu den krankenhausergänzenden Einrichtungen zählen auch Nachsorgekliniken, Pflegeheime und ambulante oder stationäre Hospize. Zu beachten ist, dass die letztgenannten Einrichtungen keine Krankenhausleistungen nach dem SGB V erbringen. So wird eine Nachsorgeklinik in der Regel dem Bereich der Rehabilitation nach § 40 SGB V, ein Pflegeheim der Pflegeversicherung (SGB XI) und ein ambulantes oder stationäres Hospiz § 39a SGB V zugeordnet.

1.6.5 Gruppierung nach der Trägerschaft

Zu unterscheiden sind

- Krankenhäuser in öffentlicher Trägerschaft,
- Krankenhäuser in freigemeinnütziger Trägerschaft und
- Krankenhäuser in privater Trägerschaft.

Die Trägerschaft bezieht sich auf das Eigentumsverhältnis des Krankenhauses und beantwortet die Frage: »Wem gehört das Krankenhaus?«

- Zu den Krankenhäusern in öffentlicher Trägerschaft zählen Krankenhäuser der Kommunen, des Landes, des Bundes, der Sozialleistungsträger und sonstiger öffentlicher Träger.
- Zu den Krankenhäusern in freigemeinnütziger Trägerschaft zählen Krankenhäuser der Kirchen und der Hilfsorganisationen (Deutsches Rotes Kreuz, Malteser-Hilfsdienst e.V., Arbeiter-Samariter-Bund e.V., Wohlfahrtsverbände).
- Zu den Krankenhäusern in privater Trägerschaft zählen Krankenhäuser in unmittelbarer Trägerschaft einer Privatperson oder eines privaten Unternehmens.

Unabhängig von der Frage der Trägerschaft ist die Rechtsform. So können beispielsweise Krankenhäuser in freigemeinnütziger Trägerschaft gleichwohl eine private Rechtsform besitzen.

1.6.6 Gruppierung nach der Rechtsform

Grundsätzlich ist der Krankenhausträger frei in der Wahl der Rechtsform für den Krankenhausbetrieb. Er wird diese Frage regelhaft an seinen Absichten zur Haftung des Unternehmens orientieren, da unterschiedliche Rechtsformen unterschiedliche Haftungsverhältnisse begründen. Krankenhäuser können daher in folgenden Rechtsformen geführt werden:

- Einzelunternehmung
- Regiebetrieb
- Eigenbetrieb

- Fonds
- Anstalt des öffentlichen und des privaten Rechts
- Sämtliche Körperschaften des öffentlichen Rechts
- Stiftung des öffentlichen und des privaten Rechts
- Eingetragener und nicht eingetragener Verein des bürgerlichen Rechts
- Gesellschaft mit beschränkter Haftung
- Aktiengesellschaft
- Kommanditgesellschaft
- Genossenschaft

1.6.7 Gruppierung nach der Anforderungs- oder Versorgungsstufe

Je nach seiner Zugehörigkeit zu einem Bundesland besitzt ein Krankenhaus eine Anforderungs- oder Versorgungsstufe. Sie soll der Größe und dem Leistungsumfang der Krankenhäuser für Zwecke der Investitionsförderung Rechnung tragen. Unterschieden werden beispielsweise Anforderungs-/Versorgungsstufen der

- Grundversorgung,
- Regelversorgung,
- Schwerpunktversorgung und
- Zentral- oder Maximalversorgung.

Im Rahmen der Novellierung des Förderrechtes zur Finanzierung der Investitionskosten verzichten die meisten Bundesländer zwischenzeitlich auf eine derartige Einteilung, sodass sich die Angabe einer Anforderungs- oder Versorgungsstufe nun auf die Außendarstellung des Krankenhauses (z. B. im Rahmen von Qualitätsberichten) beschränkte.

> Mit Umsetzung der Krankenhausreform 2025 wird sich die Gliederung der Krankenhäuser weniger an Versorgungsstufen, sondern vielmehr an Leistungsgruppen einzelner Fachabteilungen des Krankenhauses orientieren (▶ Kap. 14.2).

1.6.8 Gruppierung nach der Wahrnehmung von Ausbildungsaufgaben

Ausgehend von dem Grundsatz, dass die Ausbildung der Ärzte immer innerhalb der Universitätskliniken stattfindet, kann es vorkommen, dass deren Kapazitäten nicht ausreichen, den Ausbildungsbedarf zu decken. In diesem Fall werden Teile der Ausbildung auf akademische Lehrkrankenhäuser ausgelagert, die im Auftrag der medizinischen Fakultäten einer Universität tätig werden. Den Titel »akademisches Lehrkrankenhaus« verleiht daher auch ein Dekanat einer Universität. Eine Relevanz für die Finanzierung der Krankenhausleistungen hat er nicht.

Verständnisfragen zu Kapitel 1

1. Definieren Sie den Begriff des Betriebes im Sinne der klassischen Betriebswirtschaftslehre.
2. Grenzen Sie den Krankenhausbegriff nach dem SGB V vom Krankenhausbegriff des KHG ab.
3. Charakterisieren Sie die Krankenhausleistung im betriebswirtschaftlichen Kontext.
4. Nennen Sie mögliche Finanzierungsquellen eines Krankenhauses.
5. Was unterscheidet ein Anstaltskrankenhaus von einem Belegkrankenhaus?
6. Welche Aufgabe soll eine Versorgungsstufe erfüllen und inwiefern verändert sich die Perspektive durch die künftigen Leistungsgruppen?
7. Welche Gruppen von Trägern können für Krankenhausbetriebe unterschieden werden?
8. Inwiefern ist bei der Betrachtung des Krankenhausbetriebs zwischen dem Krankenhausträger und der Rechtsform zu unterscheiden?
9. Was ist ein akademisches Lehrkrankenhaus?

2 Das Krankenhaus aus Sicht des Gesetzgebers

2.1 Struktur und Grundprinzipien der Sozialgesetzgebung

Das System der Gesetzlichen Sozialversicherung stellt ein vom Staat geschaffenes, auf Versicherungspflicht beruhendes Vorsorgesystem dar. Mit seiner Hilfe sollen der Eintritt bestimmter Risiken verhütet und – bei Eintritt dieser Risiken – unplanmäßige Ausgaben und Verluste an Arbeitseinkommen unter Beachtung der sozialen Ziele ganz oder teilweise ausgeglichen werden.

Seine Ausformulierung findet dieses System im Sozialgesetzbuch, welches sich in zwölf Bücher gliedert, die unter Setzung unterschiedlicher Schwerpunkte das Sozialversicherungsrecht der Bundesrepublik Deutschland abbilden (▶ Tab. 2.1).

Tab. 2.1: Sozialgesetzbuch I bis XII

Buch des Sozialgesetzbuches	Inhalt
SGB I	Allgemeiner Teil
SGB II	Grundsicherung für Arbeitssuchende
SGB III	Arbeitsförderung
SGB IV	Gemeinsame Vorschriften zur Sozialversicherung
SGB V	Gesetzliche Krankenversicherung
SGB VI	Gesetzliche Rentenversicherung
SGB VII	Gesetzliche Unfallversicherung
SGB VIII	Kinder und Jugendhilfe
SGB IX	Rehabilitation und Teilhabe behinderter Menschen
SGB X	Sozialverwaltungsverfahren und Sozialdatenschutz
SGB XI	Soziale Pflegeversicherung
SGB XII	Sozialhilfe

Träger der Gesetzlichen Sozialversicherung ist die Selbstverwaltung der Versicherten, Rentner und Arbeitgeber.

Durch das Zusammenspiel von Eigenverantwortung des Versicherten und gemeinsam getragener Solidarität der Gemeinschaft ist es das Ziel der Sozialgesetzgebung, soziale Gerechtigkeit innerhalb der Gesellschaft herzustellen. Im Sinne des Subsidiaritätsprinzips (also der Unterstützung eines Individuums, falls es sich nicht selbst helfen kann) wird versucht, den Nutzen für das Individuum aus einer gemeinsam getragenen Absicherung zu mehren. Die Struktur dieses Sicherungssystems setzt sich aus einem gesetzgeberisch vorgegebenen Rahmen und nicht staatlich getragenen Institutionen zur Umsetzung der Ziele zusammen. Nicht staatliche Organisationen übernehmen hierbei die Absicherung der Solidargemeinschaft an der Schnittstelle einer staatlichen Rahmengesetzgebung.

Im dritten Kapitel des Fünften Buches Sozialgesetzbuch werden die Leistungen der gesetzlichen Krankenkassen für die Versicherten bestimmt. Hierunter fallen u. a. Leistungen zur Behandlung einer Krankheit. Nach § 27 SGB V kann Krankenbehandlung folgende Formen annehmen:

1. Ärztliche Behandlung einschließlich Psychotherapie als ärztliche und psychotherapeutische Behandlung,
2. zahnärztliche Behandlung,
2a. Versorgung mit Zahnersatz einschließlich Zahnkronen und Suprakonstruktionen,
3. Versorgung mit Arznei-, Verband-, Heil- und Hilfsmitteln sowie mit digitalen Gesundheitsanwendungen,
4. häusliche Krankenpflege, außerklinische Intensivpflege und Haushaltshilfe,
5. Krankenhausbehandlung,
6. Leistungen zur medizinischen Rehabilitation und ergänzende Leistungen.

Hierauf aufbauend wird Krankenhausbehandlung nach § 39 Absatz 1 SGB V vollstationär, stationsäquivalent, tagesstationär, teilstationär, vorstationär, nachstationär und ambulant erbracht.

2.2 Grundsatz der Wirtschaftlichkeit

Eine wichtige Funktion innerhalb des Fünften Buches des Sozialgesetzbuches nimmt § 12 SGB V ein. Er widmet sich der Wirtschaftlichkeit und gilt als die zentrale Vorgabe für sämtliche Leistungen innerhalb der Gesetzlichen Krankenversicherung. Die Leistungen müssen ausreichend, zweckmäßig und wirtschaftlich sein; sie dürfen das Maß des Notwendigen nicht überschreiten. Leistungen, die nicht notwendig oder unwirtschaftlich sind,

- können Versicherte nicht beanspruchen,
- dürfen die Leistungserbringer nicht bewirken und
- die Krankenkassen nicht bewilligen.

An diesen Grundsätzen haben sich sämtliche Entscheidungen der Versicherten, Leistungserbringer und Krankenkassen zu orientieren. In diesem Sinne bedeutet

- **ausreichend:** Eine Behandlung entspricht der Art und Schwere der Krankheit und berücksichtigt den Stand der medizinischen Erkenntnisse.
- **zweckmäßig:** Eine Leistung ist (objektiv betrachtet) geeignet, den angestrebten Heilerfolg im Rahmen der anerkannten diagnostischen und therapeutischen Möglichkeiten zu erzielen.
- **wirtschaftlich:** Eine Leistung (also eine Therapie) weist im Vergleich zu anderen ein günstiges Verhältnis von Kosten und Nutzen auf.
- **notwendig:** Ein Leistungserbringer darf bei der Behandlung eines Patienten hierauf nicht verzichten, da andernfalls die Behandlung nicht ausreichend wäre.

2.3 Ableitung der Krankenhausfinanzierung aus dem Grundgesetz

Aufbauend auf Artikel 74 Nr. 19a des Grundgesetzes (GG) erfolgt die wirtschaftliche Sicherung der Krankenhäuser und die Regelung der Krankenhauspflegesätze als ein Element der konkurrierenden Gesetzgebung.

Zur Ausführung des gesetzlichen Auftrags bei gleichzeitiger Übertragung der Ausführungskompetenz der Krankenhausfinanzierung hat der Bundesgesetzgeber mit dem Gesetz zur wirtschaftlichen Sicherung der Krankenhäuser und zur Regelung der Krankenhauspflegesätze (Krankenhausfinanzierungsgesetzt – KHG) eine Rahmengesetzgebung erlassen, die die Grundlagen der Krankenhausfinanzierung festlegt.

Neben den begrifflichen Festlegungen definiert es die duale (oder dualistische) Finanzierung der Krankenhäuser, die sich aus einer Investitions- und einer Betriebskostenfinanzierung zusammensetzt.

Verständnisfragen zu Kapitel 2

1. Welches Buch des Sozialgesetzbuches hat besondere Bedeutung für den Krankenhausbereich?

2. Was versteht man unter dem Begriff der »Krankenbehandlung« und wer führt sie durch?
3. Welche Ausprägungen kann die Krankenhausbehandlung annehmen und wo ist sie definiert?
4. Warum besitzt das Wirtschaftlichkeitsprinzip des SGB V eine so zentrale Bedeutung und was besagt es im Einzelnen?
5. Warum spricht man beim Krankenhausfinanzierungsgesetz von einem Rahmengesetz?

3 Facetten der Krankenhausbehandlung nach dem SGB V

3.1 Definition der Krankenhausbehandlung nach dem SGB V

Gemäß § 39 Absatz 1 SGB V wird die Krankenhausbehandlung vollstationär, stationsäquivalent, tagesstationär, teilstationär, vor- und nachstationär sowie ambulant erbracht. Zudem umfasst sie nach § 39 Absatz 1a SGB V das Entlassmanagement zur Unterstützung einer sektorenübergreifenden Versorgung der Versicherten beim Übergang in die Versorgung nach Krankenhausbehandlung.

Entgegen der klassischen Vorstellung, eine Krankenhausbehandlung sei immer eine vollstationäre Leistung, bei der Patienten in jedem Fall für eine gewisse Dauer in eine bettenführende Abteilung aufgenommen und behandelt werden, definiert der Gesetzgeber die Krankenhausbehandlung in Abstufungen und will hiermit zum Ausdruck bringen, dass es zu dieser klassischen Ansicht auch Alternativen gibt, die – je nach Behandlungsnotwendigkeit – eine sachgerechte Versorgung des Patienten ermöglichen. Hierbei geht er sogar über die Dauer der ursprünglich stationären Krankenhausbehandlung hinaus und ermöglicht eine Versorgung beim Übergang in die spätere Versorgung.

3.2 Betrachtung weiterer Versorgungsformen

3.2.1 Grundlage und Notwendigkeit weiterer Versorgungsformen

Im Rahmen der Gesundheitsreform 1993 definierte der Gesetzgeber nicht nur einen neuen Begriff der Krankenhausbehandlung. Er hinterlegte zugleich weitere Behandlungsformen. Seit 01.01.1993 ist es dem Krankenhaus möglich, die Krankenhausbehandlung neben der klassischen voll- und teilstationären Versorgung auch vor- und nachstationär sowie ambulant zu erbringen. Später kamen das Entlassmanagement (GKV-Versorgungsstrukturgesetz, 2012), die stationsäquivalenten Leistungen (Gesetzes zur Weiterentwicklung der Versorgung und der Vergütung für psychiatrische und psychosomatische Leistungen, 2018) und die tagesstationäre Behandlung (Gesetzes zur Pflegepersonalbemessung im Krankenhaus sowie zur Anpassung weiterer Regelungen im Krankenhauswesen und in der Digitalisierung, 2023) hinzu.

Ausgehend vom Grundsatz »ambulant vor stationär« sollen Patienten bei Beschwerden zunächst die ambulante vertragsärztliche Versorgung in Anspruch nehmen. Sofern die Behandlungsmöglichkeiten des ambulanten Sektors nicht ausreichen, soll im Sinne eines Eskalationsmodells zunächst der Versuch unternommen werden, die Behandlung bspw. vorstationär, hiernach teilstationär und erst in der letzten Stufe vollstationär durchzuführen.

Im Nachgang zur vollstationären Behandlung besteht die Möglichkeit, die vollstationäre Leistung in Form nachstationärer Behandlung nachzubereiten. Sämtliche nicht vollstationären Versorgungsformen dienen der Vermeidung bzw. der Verkürzung der vollstationären Versorgung und zugleich einer besseren Verzahnung des stationären und des ambulanten Bereichs. Hierfür wurden – ebenfalls innerhalb des SGB V – Voraussetzungen für dreiseitige Vertragsstrukturen geschaffen. Zu unterscheiden sind Verträge auf der Bundesebene und auf der Landesebene.

Vertragspartner der Verträge auf Bundesebene sind:

1. der Spitzenverband Bund der Krankenkassen,
2. die Deutsche Krankenhausgesellschaft (DKG) als Dachverband von Spitzen- und Landesverbänden der deutschen Krankenhausträger und
3. die Kassenärztlichen Bundesvereinigungen als Dachverbände der Kassenärztlichen Vereinigungen.

Vertragspartner der Verträge auf Landesebene sind:

1. die Landesverbände der Krankenkassen und die Ersatzkassen,
2. die Landeskrankenhausgesellschaften oder die Vereinigungen der Krankenhausträger im Land und
3. die Kassenärztlichen Vereinigungen.

3.2.2 Vorstationäre Leistungen nach § 115a SGB V

Ausgehend von der Intention des Gesetzgebers, Leistungen – sofern möglich – nicht in Form vollstationärer Krankenhausbehandlung zu erbringen, ist es dem Krankenhaus im Rahmen von vorstationärer Behandlung erlaubt, die vollstationäre Leistung vorzubereiten. Darüber hinaus bietet § 115a SGB V die Möglichkeit einer Klärung, ob überhaupt eine vollstationäre Krankenhausbehandlung erforderlich ist:

> *Das Krankenhaus kann bei Verordnung von Krankenhausbehandlung Versicherte in medizinisch geeigneten Fällen ohne Unterkunft und Verpflegung behandeln, um*
>
> *1. Die Erforderlichkeit einer vollstationären Krankenhausbehandlung zu klären oder die vollstationäre Krankenhausbehandlung vorzubereiten (vorstationäre Behandlung) [...]*

Die Formulierung des zitierten § 115a SGB V zeigt deutlich, dass er der Philosophie des § 39 Absatz 1 SGB V entspringt. Erst nach Verordnung von Krankenhausbehandlung (Einweisung) durch einen Vertragsarzt ist es dem Krankenhaus erlaubt, Patienten einer vorstationären Behandlung zu unterziehen.

In der weiteren Definition legt der Gesetzgeber sogar fest, dass maximal drei Behandlungstage innerhalb von fünf Tagen vor Beginn der vollstationären Behandlung eine vorstationäre Versorgung möglich ist. Die Entscheidung hierfür fällt allein der Krankenhausarzt. Er ist insoweit weder an den Auftrag des Vertragsarztes zur vollstationären Behandlung (Verordnung von Krankenhausbehandlung) gebunden, noch bedarf es einer Zustimmung des einweisenden Arztes. Über die Entscheidung des Krankenhausarztes steht dem einweisenden Arzt eine unverzügliche Mitteilung zu.

Allerdings verbleibt die ärztliche Behandlung außerhalb der Leistungsinhalte der vorstationären Versorgung beim einweisenden Arzt, sodass beispielsweise ein Patient, der wegen einer internistischen Erkrankung an das Krankenhaus verwiesen wird, parallel eine augenärztliche Leistung in ambulanten Sektor erhalten darf.

Für die Durchführung der vorstationären Behandlung erhält das behandelnde Krankenhaus eine fallpauschalierte Vergütung nach Maßgabe eines bundeseinheitlichen Entgeltkatalogs, den die genannten Vertragsparteien im Rahmen des dreiseitigen Vertrages festgelegt haben.

Die konkrete Vergütung für die vorstationäre Behandlung ermittelt sich aus einem Entgeltverzeichnis auf der Bundesebene (▶ Tab. 3.1), welches fallpauschalierte und fachabteilungsbezogene Leistungen enthält. Ausgehend von der Annahme, die vorstationäre Behandlung bereite eine spätere vollstationäre Leistung vor, determiniert die spätere vollstationäre Fachabteilung auch die Zuordnung zur vorstationären Behandlung. Hierbei erhält das Krankenhaus immer eine pauschalierte Vergütung, unerheblich davon, ob die Behandlung einen, zwei oder sogar drei Tage umfasst.

Tab. 3.1: Fachabteilungsbezogene Vergütungspauschalen für vorstationäre Behandlung (Auszug aus Anlage 1 zur Gemeinsamen Empfehlung über die Vergütung vor- und nachstationäre Behandlung nach § 115a Abs. 3 SGB V vom 01.01.1997, zuletzt geändert durch Änderungsvereinbarung zu den gemeinsamen Empfehlungen über die Vergütung der vor- und nachstationären Behandlung nach § 115a Abs. 3 SGB V vom 01.01.2002)

Nr.	Fachabteilung	Vorstationär
1	Innere Medizin	147,25 EUR
2	Geriatrie	72,09 EUR
3	Kardiologie	156,97 EUR
4	Nephrologie	140,61 EUR
5	Hämatologie und int. Onkologie	75,67 EUR
6	Endokrinologie	310,87 EUR
7	Gastroenterologie	164,64 EUR

Tab. 3.1: Fachabteilungsbezogene Vergütungspauschalen für vorstationäre Behandlung (Auszug aus Anlage 1 zur Gemeinsamen Empfehlung über die Vergütung vor- und nachstationäre Behandlung nach § 115a Abs. 3 SGB V vom 01.01.1997, zuletzt geändert durch Änderungsvereinbarung zu den gemeinsamen Empfehlungen über die Vergütung der vor- und nachstationären Behandlung nach § 115a Abs. 3 SGB V vom 01.01.2002) – Fortsetzung

Nr.	Fachabteilung	Vorstationär
8	Pneumologie	219,34 EUR
9	Rheumatologie	128,85 EUR
10	Pädiatrie	94,08 EUR
11	Kinderkardiologie	111,46 EUR
12	Neonatologie	51,64 EUR
13	Kinderchirurgie	61,36 EUR
14	Lungen- und Bronchialheilkunde	111,46 EUR
15	Allgemeine Chirurgie	100,72 EUR

Mit der Einführung pauschalierter Entgelte im Krankenhaus (z.B. DRGs) und flankierender Abrechnungsbedingungen, die einen Einschluss der vorstationären und der nachstationären Behandlung in das pauschalierte Entgelt vorsehen, mutet die Beibehaltung der Leistungen nach § 115a SGB V fremd an. Wofür benötigt man eine eigene Vergütung, wenn die Leistung bereits in einer anderen enthalten ist? Zur Auflösung dieses scheinbaren Widerspruchs muss man bedenken, dass § 115a SGB V neben der Vorbereitung der Behandlung auch die Prüfung der Behandlungsnotwendigkeit vorsieht. Käme das Krankenhaus zu der Einschätzung, dass eine vollstationäre Behandlung nicht erforderlich ist und gäbe es keine Leistungen nach § 115a SGB V, wäre eine Aufnahme des Patienten allein aus dem Grund der Refinanzierung der entstandenen Behandlungskosten zu erwarten.

3.2.3 Nachstationäre Behandlung nach § 115a SGB V

Analog zur vorstationären Behandlung sieht die nachstationäre Behandlung die Möglichkeit vor, den vollstationären Aufenthalt nachzubereiten. Hierzu bestimmt § 115a SGB V weiter:

Das Krankenhaus kann bei Verordnung von Krankenhausbehandlung Versicherte in medizinisch geeigneten Fällen ohne Unterkunft und Verpflegung behandeln, um

1. *[...]*
2. *im Anschluss an eine vollstationäre Krankenhausbehandlung den Behandlungserfolg zu sichern oder zu festigen (nachstationäre Behandlung).*

Insbesondere die nachstationäre Behandlung stellt einen permanenten Streitfall zwischen den Teilnehmern der stationären Versorgung (Krankenhäusern) und den Teilnehmern der ambulanten Versorgung (Vertragsärzte) dar. Strittig ist beispielsweise, ob die Nachbetreuung nach einem stationären operativen Eingriff (z. B. das Ziehen der Fäden) eine eher ambulante oder eher stationäre Behandlungsleistung darstellt. Der Gesetzgeber legt für die nachstationäre Behandlung maximal sieben Behandlungstage innerhalb von vierzehn Tagen nach Beendigung der stationären Behandlung fest. Allerdings kann die Frist von vierzehn Tagen im Einvernehmen mit dem einweisenden Arzt verlängert werden. Dennoch liegt die Entscheidung, ob eine Behandlung nachstationär durchführbar ist – wie bei der vorstationären Behandlung – beim behandelnden Krankenhausarzt, der keine Zustimmung hierfür durch den einweisenden Arzt benötigt. Auch für die nachstationäre Leistung soll eine unverzügliche Mitteilung an den einweisenden Arzt erfolgen. Ebenso wie bei der vorstationären Behandlung sind Behandlungsleistungen, die nicht im Zusammenhang mit der eigentlichen nachstationären Behandlung stehen (vergleiche augenärztliche Leistung) auch kein Bestandteil der nachstationären Behandlung.

Die Vergütung der nachstationären Behandlung erfolgt ebenfalls auf Grundlage der Bundesvereinbarung nach § 115a SGB V (▶ Tab. 3.2). Allerdings erhält das Krankenhaus für die nachstationäre Behandlung Tagespauschalen (maximal sieben). Ebenso wie bei der vorstationären Behandlung richten sich diese Tagespauschalen nach der die vollstationären Leistungen im Vorfeld erbringenden Fachabteilung.

Tab. 3.2: Fachabteilungsbezogene Vergütungspauschalen für nachstationäre Behandlung (Auszug aus Anlage 1 zur Gemeinsamen Empfehlung über die Vergütung vor- und nachstationäre Behandlung nach § 115a Abs. 3 SGB V vom 01.01.1997, zuletzt geändert durch Änderungsvereinbarung zu den gemeinsamen Empfehlungen über die Vergütung der vor- und nachstationären Behandlung nach §115a Abs. 3 SGB V vom 01.01.2002)

Nr.	Fachabteilung	Nachstationär
1	Innere Medizin	53,69 EUR
2	Geriatrie	30,68 EUR
3	Kardiologie	61,36 EUR
4	Nephrologie	67,49 EUR
5	Hämatologie und int. Onkologie	46,02 EUR
6	Endokrinologie	44,48 EUR
7	Gastroenterologie	63,91 EUR
8	Pneumologie	66,47 EUR
9	Rheumatologie	54,20 EUR
10	Pädiatrie	37,84 EUR
11	Kinderkardiologie	27,10 EUR
12	Neonatologie	23,01 EUR
13	Kinderchirurgie	24,54 EUR

Tab. 3.2: Fachabteilungsbezogene Vergütungspauschalen für nachstationäre Behandlung (Auszug aus Anlage 1 zur Gemeinsamen Empfehlung über die Vergütung vor- und nachstationäre Behandlung nach § 115a Abs. 3 SGB V vom 01.01.1997, zuletzt geändert durch Änderungsvereinbarung zu den gemeinsamen Empfehlungen über die Vergütung der vor- und nachstationären Behandlung nach §115a Abs. 3 SGB V vom 01.01.2002) – Fortsetzung

Nr.	Fachabteilung	Nachstationär
14	Lungen- und Bronchialheilkunde	48,06 EUR
15	Allgemeine Chirurgie	17,90 EUR

3.2.4 Ambulantes Operieren nach § 115b SGB V

Eine noch stärkere Verbindung zum ambulanten Behandlungssektor besitzt das Ambulante Operieren im Krankenhaus nach § 115b SGB V. Ebenfalls nach Maßgabe einer dreiseitigen Vereinbarung auf der Bundesebene erfüllen die Vertragsparteien den gesetzlichen Auftrag, indem sie – neben der eigentlichen Vereinbarung zum Ambulanten Operieren nach § 115b SGB V – einen Katalog ambulant durchführbarer Operationen und sonstiger stationsersetzender Eingriffe und eine einheitliche Vergütungsstruktur für Krankenhäuser und Vertragsärzte festlegen.

Für das Krankenhaus seinerzeit (1993) bahnbrechend war die in § 115b Absatz 2 SGB V hinterlegte Zulassung der Krankenhäuser zur ambulanten Durchführung der im Katalog genannten Operationen und stationsersetzenden Eingriffe auf Basis einer Rechtsnorm. Während sämtliche weiteren Leistungserbringer im vertragsärztlichen Bereich immer erst der ausdrücklichen Zulassung durch den Zulassungsausschuss bedurften, war es dem Krankenhaus seither erlaubt, allein durch eine Mitteilung an die Landesverbände der Krankenkassen und die Verbände der Ersatzkassen, die Kassenärztliche Vereinigung und den Zulassungsausschuss die Leistungen zu erbringen. Voraussetzung für diese Selbst-Zulassung ist bis heute, dass das Krankenhaus in eben diesen Bereichen, in denen es ambulant operieren möchte, auch stationäre Leistungen erbringt. Die Vergütung der Leistung erfolgt unmittelbar durch die Sozialleistungsträger auf Basis des Vertrages nach § 115b SGB V in Verbindung mit dem Einheitlichen Bewertungsmaßstab.

Eine Besonderheit besteht bei den Zugangsmöglichkeiten des Patienten. Entgegen der alleinigen Möglichkeit mittels einer Verordnung von Krankenhausbehandlung (stationäre Einweisung) ist es dem Krankenhaus auch bei Überweisung des Patienten durch einen niedergelassenen Vertragsarzt möglich, diesen nach § 115b SGB V zu behandeln. Mit dieser Option will der Gesetzgeber dem originär ambulanten Charakter des Ambulanten Operierens nach § 115b SGB V Rechnung tragen. Schließlich eröffnet er dem Patienten sogar einen direkten Zugang (ohne Überweisung oder Einweisung). Hierzu benötigt der Patient seine Krankenversichertenkarte in Verbindung mit einem amtlichen Lichtbildausweis.

3.2.5 Stationsäquivalente Leistungen nach § 115d SGB V

Aufbauend auf der Definition des Krankenhauses als Einrichtung, die – ähnlich einem Vertragsarzt – Patienten nur an dem Ort der Einrichtung (also in der Regel im Krankenhausgebäude oder auf dem Krankenhaus-Campus) versorgen darf, ergab sich seit jeher ein Problem für psychiatrische Einrichtungen. Für den Fall einer therapeutisch gewollten Erprobung des Behandlungserfolges im heimischen Umfeld des Patienten durften Mitarbeitende des Krankenhauses die Patienten grundsätzlich nicht an ihrem Wohnort aufsuchen, denn der Wohnort des Patienten gehörte nicht zur Einrichtung Krankenhaus.

Diese für therapeutische Zwecke ungünstige Konstellation beseitigte der Gesetzgeber mit Einführung des § 115d SGB V durch das Gesetz zur Weiterentwicklung der Versorgung und der Vergütung für psychiatrische und psychosomatische Leistungen im Jahr 2018:

> *Psychiatrische Krankenhäuser mit regionaler Versorgungsverpflichtung sowie Allgemeinkrankenhäuser mit selbständigen, fachärztlich geleiteten psychiatrischen Abteilungen mit regionaler Versorgungsverpflichtung können in medizinisch geeigneten Fällen, wenn eine Indikation für eine stationäre psychiatrische Behandlung vorliegt, anstelle einer vollstationären Behandlung eine stationsäquivalente psychiatrische Behandlung im häuslichen Umfeld erbringen.*

Hierzu muss der Träger des Krankenhauses dafür sorgen, dass die erforderlichen Ärzte und nichtärztlichen Fachkräfte und die notwendigen Einrichtungen für eine stationsäquivalente Behandlung bei Bedarf zur Verfügung stehen.

Die eigentlich vollstationäre Krankenhausbehandlung wird in diesen Fällen als stationsäquivalente psychiatrische Behandlung durch mobile fachärztlich geleitete multiprofessionelle Behandlungsteams im häuslichen Umfeld der Patienten erbracht. Inhalte, Flexibilität und Komplexität der Behandlung entsprechen gemäß einer Vereinbarung der Vertragsparteien auf Bundesebene einer vollstationären Behandlung.

3.2.6 Tagesstationäre Behandlung im Krankenhaus nach § 115e SGB V

Die tagesstationäre Behandlung im Krankenhaus stellt die derzeit jüngste Leistung im engeren Umfeld der stationären Krankenhausleistungen dar.

Die darüber hinaus eingeführte spezielle sektorengleiche Vergütung nach § 115f SGB V (sog. Hybrid-DRGs) und die Behandlung in einer sektorenübergreifenden Versorgungseinrichtung nach § 115g SGB V werden zu einem späteren Zeitpunkt erläutert (▶ Kap. 8.2.2 und Kap. 14.8).

Krankenhäuser im Sinne des § 108 SGB V können in medizinisch geeigneten Fällen bei somatischen Erkrankungen in Abstimmung mit dem Patienten anstelle der eigentlich angezeigten vollstationären Behandlung eine tagesstationäre Behandlung ohne Übernachtung im Krankenhaus erbringen. Es handelt sich also eigentlich um eine vollstationäre Leistung, die nicht für die gesamte Dauer der Behandlung auch vollstationär erbracht wird. Hierbei wird vorausgesetzt, dass die

Behandlung einen täglich mindestens sechsstündigen Aufenthalt des Patienten erfordert, der zudem primär aus ärztlicher oder pflegerischer Behandlung besteht.

Wesentliche Absicht dieser Versorgungsform ist der Versuch des Gesetzgebers, die Überlastung des Krankenhauspersonals zu verringern und das Personal von vermeidbaren Aufgaben zu entbinden. Gleichzeitig wird hierüber versucht, finanzielle Einsparungen zu realisieren bzw. keine zusätzlichen Ausgaben entstehen zu lassen.

Die Erbringung der tagesstationären Behandlung ist an die Bedingung geknüpft, dass bei einer notwendigen vollstationären Behandlung zwischen Aufnahme- und Entlasstag mindestens eine Übernachtung außerhalb des Krankenhauses liegt. Der Aufenthalt des Patienten muss dann mindestens 6 Stunden betragen und in der Zeit zwischen 6:00 Uhr und 22:00 Uhr erfolgen. Liegt seine Dauer unter 6 Stunden, ist grundsätzlich von einer ambulanten Behandlung auszugehen.

Kann diese Planung nicht umgesetzt werden – z. B., weil der Patient in einem Notfall einer dringenden Behandlung bedarf oder der Patient die Leistung nicht mehr wünscht – liegt keine tagesstationäre Behandlung mehr vor. Auch und gerade bei dieser Leistung ist der Dokumentationsaufwand hoch. Neben den bekannten Dokumentationsinhalten sind jede ungeplante Rückkehr sowie die jeweiligen Zeitpunkte des Beginns und des Endes des Aufenthaltes an die Sozialleistungsträger zu übermitteln. Zudem müssen weitere Elemente wie z. B. die Einwilligung des Patienten zur Durchführung der tagesstationären Behandlung oder Voraussetzungen für einen ausnahmsweise bestehenden Fahrtkostenanspruch des Patienten dokumentiert werden.

Die Abrechnung der Leistungen erfolgt auf Basis des Krankenhausentgeltgesetzes (KHEntgG) und wird im Gesetz recht kompliziert erläutert. Grundsätzlich wird mit Hilfe der Entgelte für vollstationäre Krankenhausleistungen abgerechnet. Für die nicht (!) anfallenden Übernachtungskosten werden pauschal 0,04 Bewertungsrelationen je Nacht vom vollstationären Entgelt abgezogen. Allerdings darf der Abzug maximal 30 % des eigentlichen Entgelts nicht überschreiten.

3.2.7 Entlassmanagement nach § 39 Absatz 1a SGB V

Bei Patienten mit besonderem pflegerischem Aufwand im Nachgang zu einer vollstationären Behandlung sind diese bzw. deren Angehörige in der Entlasssituation mit einer Vielzahl von Problemen konfrontiert. Traditionell wird diese Aufgabe von Brückenpflegenden des Krankenhauses im Sinne einer Serviceleistung erbracht, denn die Krankenhausbehandlung endet grundsätzlich mit der Entlassung aus dem Krankenhaus. Mit Einführung des Entlassmanagements als weiterer Absatz in § 39 SGB V schloss der Gesetzgeber genau diese Lücke. Es existierte zwar schon seit langem eine Regelung in § 11 Absatz 4 SGB V, doch diese Formulierung legte lediglich den Anspruch des Patienten auf

> [...] ein Versorgungsmanagement insbesondere zur Lösung von Problemen beim Übergang in die verschiedenen Versorgungsbereiche [fest]; dies umfasst auch die fachärztliche Anschlussversorgung.

Allerdings regelt § 11 SGB V lediglich den grundsätzlichen Anspruch und lässt zahlreiche Fragen offen. Die Vertragsparteien auf Bundesebene haben daher mit Wirkung zum 01.10.2017 einen Rahmenvertrag zum Entlassmanagement geschlossen, der die wesentlichen Inhalte festlegt.

Lediglich die Frage der Honorierung ist bis zum heutigen Tag strittig. Während die Sozialleistungsträger argumentieren, dass das Entlassmanagement als Krankenhausleistung bereits über die vollstationären Entgelte vergütet ist, vertritt die Krankenhausseite die Ansicht, dass es sich bei dieser Leistung um eine ergänzende Leistung handele, die auch ergänzend, also zusätzlich, zu vergüten sei. Unstrittig sind folgende Inhalte:

- Der Patient hat einen Anspruch auf das Entlassmanagement gegenüber der Krankenkasse.
- Als verpflichtender Bestandteil der Krankenhausbehandlung muss es vom Krankenhaus angeboten werden.
- Mit Ausnahme der belegärztlichen Leistungen gilt das Entlassmanagement für alle voll- und teilstationären und stationsäquivalenten Leistungen.
- Aufbauend auf dem Prinzip der freien Arztwahl hat der Patient ein freies Recht zu Wahl des (nachfolgenden) Leistungserbringers.
- Grundsätzlich können alle verordnungsfähigen Leistungen des GKV-Leistungskatalogs (z. B. Arznei-, Heil- und Hilfsmittel) auch verordnet werden. Allerdings sind die regulären Zuzahlungspflichten des Patienten zu beachten.
- Der Übergangszeitraum für möglichen Verordnungen von Krankenhäusern beträgt bis zu 7 Tage im Anschluss an die Entlassung des Patienten.
- Alle Verordnungen müssen den Vorgaben des § 12 SGB V entsprechen (Wirtschaftlichkeitsgebot).
- Die patientenindividuellen und am Bedarf orientierten Leistungen werden durch ein multiprofessionelles Team erbracht.
- Bei genehmigungspflichtigen Leistungen muss das Krankenhaus die Einwilligung der zuständigen Krankenkasse (u. U. auch Pflegekasse) einholen.

3.2.8 Abgrenzung ambulanter und stationärer Behandlung

Obwohl das Sozialgesetzbuch Fünftes Buch mit über 400 Paragrafen recht genaue Vorgaben für die Gesetzliche Krankenversicherung formuliert, existiert dennoch keine eindeutige Definition, wann eine Leistung vollstationär und wann sie ambulant ist. Dies führt in der Praxis häufig zu Dissonanzen zwischen Krankenhäusern und Sozialleistungsträgern.

Bereits im Jahr 2004 hatte das Bundessozialgericht (BSG, Urt. vom 04.03.2004 – B3 KR 4/03 R) eine für alle Beteiligten richtungsweisende Entscheidung gefällt. Dem Urteil lag die Frage zu Grunde, ob ein Ein-Tages-Aufenthalt von 7:00 bis 17:00 Uhr bestehend aus Prämedikation, operativem Eingriff in Dämmerschlafnarkose mit örtlicher Betäubung und sechsstündiger postoperativer Intensivüberwachung auf der Station als stationäre Leistung abgerechnet werden könne. Nach Ansicht des Gerichtes entsprach die Behandlung des Patienten dem typischen Erscheinungsbild ambulanter Operationen (Durchführung eines operativen Eingriffs während des Tages). Unmaßgeblich war, dass der Patient vor der Behandlung einen Krankenhausaufnahmevertrag unterschrieben hatte und nach der Operation auf der Station ein Bett zugewiesen bekam.

Hieraus ergaben sich nach Ansicht des BSG folgende Leitsätze, die bis heute ihre Gültigkeit besitzen:

- Von einer vollstationären Behandlung ist auszugehen, sofern eine medizinisch notwendige zeitlich ununterbrochene Unterbringung des Patienten im Krankenhaus über mindestens einen Tag und eine Nacht erfolgt.
- Für den Fall, dass die Behandlung z. B. auf Wunsch des Patienten abgebrochen wird, handelt es sich gleichwohl um eine stationäre Behandlung. Maßgeblich ist die Planung des Arztes.
- Zudem entschied das Gericht, dass eine Umwandlung einer primär als ambulante Leistung begonnenen Behandlung in eine stationäre auch noch nach Beginn der ambulanten Behandlung erfolgen könne.
- Von einer ambulanten Behandlung sei demzufolge auszugehen, wenn der Patient weder die Nacht vor noch die Nacht nach dem Eingriff im Krankenhaus verbringt.

3.2.9 Primäre und sekundäre Fehlbelegung und G-AEP-Kriterien

Eng verbunden mit der Abgrenzung einer vollstationären und einer ambulanten Behandlung ist seit jeher die Frage, in welchen Fällen überhaupt die Notwendigkeit einer Krankenhausbehandlung besteht. Aufbauend auf der Definition eines Krankenhauses gemäß § 107 Absatz 1 SGB V kann hierfür abgeleitet werden:

1. Der Patient benötigt eine fachlich-medizinisch unter ständiger ärztlicher Leitung stehende Einrichtung, die über ausreichende, ihrem Versorgungsauftrag entsprechende diagnostische und therapeutische Möglichkeiten verfügt und nach wissenschaftlich anerkannten Methoden arbeitet.
2. Ärztliches Personal, Pflegepersonal, Funktions- und medizinisch-technisches Personal sind ständig verfügbar.
3. Es werden primär ärztliche und pflegerische Hilfeleistungen erbracht.
4. Der Patient kann – im Bedarfsfall – untergebracht und verpflegt werden.

Auch wenn das Sozialgesetzbuch Fünftes Buch hier eine recht eindeutige Definition liefert, entbrennt nicht selten ein Streit zwischen den Sozialleistungsträgern und den Krankenhäusern über den Begriff der Krankenhausbehandlungsbedürftigkeit. Die Krankenhausbehandlungsbedürftigkeit ist grundsätzlich nicht gegeben, sofern der Patient auch mit ambulanten Mitteln versorgt werden kann. Eine vollstationäre Behandlung im Krankenhaus führt in diesen Fällen zur sog. Fehlbelegung.

- Für den Fall, dass die vollstationäre Aufnahme *nicht* notwendig ist, wenn diese nach Prüfung durch das Krankenhaus nicht erforderlich ist, weil das Behandlungsziel auch durch teilstationäre, vor- und nachstationäre oder ambulante Behandlung einschließlich häuslicher Krankenpflege erreicht werden kann, spricht man von primärer Fehlbelegung.
- Ist die vollstationäre Aufnahme dagegen *nicht mehr* notwendig, wenn diese nach Prüfung durch das Krankenhaus nicht erforderlich ist, weil das Behandlungsziel nun durch teilstationäre, vor- und nachstationäre oder ambulante Behandlung einschließlich häuslicher Krankenpflege erreicht werden kann, handelt es sich nach der Definition um sekundäre Fehlbelegung.

Zur Verdeutlichung seien an dieser Stelle einige Sachverhalte genannt, die aus Sicht der Sozialleistungsträger auf eine mögliche Fehlbelegung hindeuten:

- Verbunden mit der Annahme, dass die Patienten auch ambulant hätten versorgt werden können, besteht eine hohe Anzahl sog. Kurzlieger.
- Aufbauend auf der Einschätzung, dass die Krankenhäuser an Wochenenden keine Behandlungen durchführen, könnte eine hohe Anzahl an Montagsentlassungen bzw. Freitagsaufnahmen auf »Nicht-Behandlung«, also Fehlbelegung hindeuten.
- Für den Fall, dass die Krankenhäuser nur eine geringe Quote an Leistungen nach § 115a (vorstationär/nachstationär) und § 115b SGB V (ambulantes Operieren) aufweisen, wird unterstellt, dass zu schnell die Entscheidung für eine vollstationäre Behandlung gefällt wird.
- Verhältnismäßig lange Verweildauern verleiten zu der Annahme, dass Patienten zu spät in die ambulante Versorgung übergeleitet werden.
- Keine bzw. kaum Verlegungen in Rehabilitationseinrichtungen oder ein einseitiges Altersspektrum führen zu der Annahme, dass Patienten nicht mehr oder überhaupt nicht im Krankenhaus behandelt werden dürfen.

Selbstverständlich entbehren derartige pauschale Einschätzungen einer fundierten Grundlage und nach den Vorgaben des Gesetzes und der Gerichte haben Ärzte eine für den jeweiligen Patienten individuelle Einschätzung zu treffen. Hinzu kommt, dass die Beteiligten die sachgerechte Einschätzung zu unterschiedlichen Zeitpunkten treffen. Während die Krankenhäuser bereits bei der Patientenaufnahme (ex ante) entscheiden müssen, können die Sozialleistungsträger nach Beendigung der Behandlung mit Erhalt der Abrechnung (ex post) darüber befinden.

Nach Ansicht der Gerichte wird die Entscheidung in die Hände des verantwortlichen Krankenhausarztes gelegt, der zum Zeitpunkt der Patientenaufnahme zu prüfen hat, ob nach den objektiven medizinischen Befunden und wissenschaftlichen Erkenntnissen zum Zeitpunkt der Behandlung und dem verfügbaren Wissens- und Kenntnisstand eine Krankenhausbehandlung erforderlich ist. Die Beurteilung des ersteinschätzenden Arztes vor dem Beginn der Behandlung (ex ante) erfolgt auf Basis von medizinischen Richtlinien, Leitlinien und Standards und darf nicht im Widerspruch zur allgemeinen oder besonderen ärztlichen Erfahrung stehen.

Allerdings war die Rechtslage nicht immer so eindeutig und die Sozialgerichte wurden um die Jahrtausendwende überhäuft mit Rechtsstreitigkeiten der Krankenhäuser und Sozialleistungsträger. Zur Kanalisierung des Streits wurde daher im Jahr 2004 eine Vereinbarung der Vertragsparteien auf der Bundesebene eine Gemeinsame Empfehlung zum Prüfverfahren nach § 17c KHG geschlossen. Mit Hilfe dieser Empfehlung wurde zunächst definiert, in welchen Fällen grundsätzlich von einer nicht erforderlichen stationären Krankenhausbehandlung ausgegangen werden könne:

1. Der Patient ist ausschließlich pflegebedürftig im Sinne des § 14 Absatz 1 SGB XI und die Pflegebedürftigkeit wurde mit Bescheid festgestellt.
2. Ein chronischer Krankheitszustand kann mit den besonderen Mitteln eines Krankenhauses nicht mehr beeinflusst werden.
3. Eine ausreichende Versorgung ist bereits durch ambulante Behandlungsformen medizinisch und pflegerisch möglich.
4. Es liegen ausschließlich soziale Erwägungen für die Krankenhausbehandlung vor.

In einem zweiten Schritt wurden die o. g. Begriffe der primären und sekundären Fehlbelegung definiert.

Schließlich entwickelten die Vertragsparteien eine Checkliste für die Aufnahmesituation des Arztes auf Basis medizinischer Kriterien, den sog. AEP-Kriterien (▶ Tab. 3.3). AEP steht für Appropriateness Evaluation Protocol und bedeutet sinngemäß, dass es sich hierbei um die dokumentierte (Protocol) Einschätzung (Evaluation) der Eignung (Appropriateness) für die Krankenhausbehandlung handelt. Da die Kriterien für Deutschland angepasst wurden, erhielten sie noch den führenden Buchstaben »G« für German. Die G-AEP-Kriterien gliedern sich bei der Einschätzung des Arztes in folgende Untergruppen:

A	Schwere der Erkrankung
B	Intensität der Behandlung
C	Operation/invasive Maßnahme (außer Notfallmaßnahmen)
D	Komorbiditäten in Verbindung mit Operationen oder krankenhausspezifischen Maßnahmen
E	Notwendigkeit intensiver Betreuung in Verbindung mit Operationen oder anderen krankenhausspezifischen Maßnahmen
F	Soziale Faktoren, aufgrund derer eine medizinische Versorgung des Patienten nicht möglich wäre, in Verbindung mit Operationen oder anderen krankenhausspezifischen Maßnahmen

Tab. 3.3: G-AEP-Kriterien, Auszug: »A Schwere der Erkrankung« (Spitzenverbände und DKG 2004)

Nr.	Kriterium	In Verbindung mit Zusatzkriterium + B (Intensität der Behandlung)
A1	Plötzliche Bewusstlosigkeit oder akuter Verwirrtheitszustand (Koma oder Nichtansprechbarkeit)	Nein
A2	Pulsfrequenz: < 50/min oder > 140/min	Ja
A3	Blutdruck: systolisch < 90 oder > 200mmHg/diastolisch < 60 oder > 120mmHg	Ja
A4	Akuter Verlust der Seh- oder des Gleichgewichtssinnes	Nein
A5	Akuter Verlust der Hörfähigkeit	Ja
A6	Akute Lähmung oder progrediente Lähmung oder andere akute neurologische Symptomatik	Ja
A7	Lebensbedrohliche Infektion oder anhaltendes oder intermittierendes Fieber (> 38,0 °C Kerntemperatur)	Nein
A8	Akute/ subakute Blutung und/oder interventionsbedürftiger Hämoglobinabfall	Ja
A9	Schwere Elektrolytstörung oder Blutgasentgleisung oder aktuelle Entgleisung harnpflichtiger Substanzen	Ja
A10	Akute oder progrediente sensorische, motorische, funktionelle, zirkulatorische oder respiratorische oder dermatologische Störungen sowie Schmerzzustände, die den Patienten nachdrücklich behindern oder gefährden	Ja
A11	Dringender Verdacht oder Nachweis einer myokardialen Ischämie	Nein
A12	Krankheit, die eine Behandlung mit onkologischen Chemotherapeutika oder anderen potenziell lebensbedrohlichen Substanzen erfordert	Ja

Die eigentliche Funktion des G-AEP-Bogens besteht darin, dass das Krankenhaus zu einem späteren Zeitpunkt (also ex post) nachweisen kann, dass sich der behandelnde Arzt in der Behandlungssituation (also ex ante) Gedanken über die Krankenhausbehandlungsbedürftigkeit des Patienten gemacht hat. Dies kann die Argumentation des Krankenhauses im Falle eines Streits verbessern, muss es aber nicht, denn der G-AEP-Bogen besitzt die Qualität eines sog. Anscheinsbeweises: Bei der Würdigung der Argumente kann der Vorsitzende Richter diesen berücksichtigen, muss es aber nicht tun.

Verständnisfragen zu Kapitel 3

1. Was ist die grundsätzliche Motivation des Gesetzgebers bei der Einführung nicht vollstationärer Versorgungsformen gewesen?
2. Welche Struktur haben die vor- und die nachstationären Leistungen und warum sind diese auch heute noch für den Krankenhausbereich relevant?
3. Was ist das Ambulante Operieren nach § 115b SGB V und welchem Zweck dient es?
4. Können Sie die einzelnen Leistungen der Paragrafen 115a SGB V ff. voneinander abgrenzen?
5. Warum hat das Entlassmanagement bei der Behandlung stationärer Patienten eine so zentrale Bedeutung.
6. Was versteht man im stationären Kontext unter Fehlbelegung und warum wird hierbei nach primärer und sekundärer Fehlbelegung unterschieden?

4 Das Krankenhaus als Leistungserbringer nach dem SGB V

4.1 Notwendigkeit der Zulassung des Krankenhauses

Entgegen der bereits genannten Ausnahmeregelung bei der Zulassung für Leistungen nach § 115b SGB V bedarf die Erbringung von stationären Krankenhausleistungen einer ausdrücklichen Zulassung. Die Krankenkassen dürfen Krankenhausbehandlung nur durch zugelassene Krankenhäuser erbringen lassen. Hierunter zählen nach § 108 SGB V

1. Krankenhäuser, die nach den landesrechtlichen Vorschriften als Hochschulklinik anerkannt sind,
2. Krankenhäuser, die in den Krankenhausplan eines Landes aufgenommen sind (Plankrankenhäuser), oder
3. Krankenhäuser, die einen Versorgungsvertrag mit den Landesverbänden der Krankenkassen und den Verbänden der Ersatzkassen abgeschlossen haben.

4.2 Vertragsstrukturen zwischen Krankenhausträgern und gesetzlichen Krankenkassen

Die gesetzlichen Krankenkassen dürfen Krankenhausbehandlung nur durch zugelassene Krankenhäuser erbringen lassen. Äußeres Zeichen dieser Zulassung zur Leistungserbringung ist der Abschluss eines Versorgungsvertrages zwischen dem Krankenhausträger, den Landesverbänden der Krankenkassen und den Verbänden der Ersatzkassen. Der Versorgungsvertrag stellt ein schriftliches Vertragswerk zwischen den Beteiligten dar.

Einen Sonderstatus nehmen Hochschulkliniken und Krankenhäuser, die in den Krankenhausplan eines Landes aufgenommen sind, ein. Allein durch die Aufnahme der Hochschulklinik in das Hochschulverzeichnis bzw. die Aufnahme des Krankenhauses in den Landeskrankenhausplan des jeweiligen Bundeslandes entsteht automatisch ein Versorgungsvertrag, der eine Zulassung zur stationären Leistungserbringung nach sich zieht.

Mit Inkrafttreten des Versorgungsvertrages ist das zugelassene Krankenhaus berechtigt und verpflichtet, an der Erbringung von Krankenhausleistungen im vereinbarten Umfang teilzunehmen.

Für die kontrahierenden Krankenkassen entsteht aus dem Versorgungsvertrag die Pflicht zur Führung von Pflegesatzhandlungen, die der Vereinbarung der Betriebskosten zur Finanzierung der Krankenhausleistungen dienen. Sofern ein Versorgungsvertrag keine befristete Vertragslaufzeit besitzt, ist er unbefristet gültig und kann mit einer Frist von einem Jahr vollständig oder teilweise durch jede der Vertragsparteien gekündigt werden.

4.3 Grundlagen der Krankenhausplanung

Zur Realisation der Ziele nach dem Krankenhausfinanzierungsgesetz stellen die Länder Krankenhauspläne und Investitionsprogramme auf. Die Krankenhauspläne per se repräsentieren jedoch lediglich eine Absichtserklärung des planungsverantwortlichen Bundeslandes. Eine rechtsverbindliche Wirkung für das betroffene Krankenhaus entsteht erst aus der Erteilung eines Planbescheides durch das zuständige Landesministerium.

Als oberster Souverän der Krankenhausplanung entscheidet das zuständige Ministerium über Aufnahme, Nichtaufnahme oder Herausnahme aus dem Krankenhausplan. Die Regelungen der Krankenhausplanung erstrecken sich auf die Vorgabe der Zahl der Krankenhäuser, deren geographische Verteilung, ihren Ausbau und die mit diesen verbundenen Einrichtungen sowie der Art der angebotenen medizinischen Leistungen und der hiermit verbundenen Planbarkeit. Die Umsetzung dieser Vorgaben führt teilweise zu einem Zielkonflikt zwischen der Sicherstellung eines ausreichenden und ausgewogenen Angebots an Krankenhausleistungen und den hiermit verbundenen Kosten.

Die Krankenhausplanung versucht insoweit ein Gleichgewicht zwischen einer bedarfsgerechten Versorgung der Bevölkerung mit Einrichtungen der Krankenhausversorgung und den hierdurch notwendigen finanziellen Ressourcen herzustellen. Zur Vermeidung des Zielkonfliktes setzt sich der Kreis der Beteiligten bei Krankenhausplanung und Investitionsfinanzierung einerseits aus den zuständigen Landesbehörden, andererseits aus den an der Krankenversorgung im Lande Beteiligten zusammen.

> Auf Grundlage der Einteilung der Krankenhäuser in Leistungsgruppen soll der bisherige fallzahlenorientierte Anreiz im Budget der Krankenhäuser durch die Einbindung einer stärkeren Vorhaltefinanzierung gemindert werden. Hierzu teilen die Bundesländer die Krankenhäuser nach Leveln ein und vergeben

> Leistungsgruppen (= Versorgungsaufträge). Die Auszahlung des Vorhaltebudgets soll daran geknüpft werden, dass die Strukturvoraussetzungen für das Level des Krankenhauses und für die Leistungsgruppe eingehalten werden. Zur Gewährleistung der flächendeckenden Versorgung sollen die Bundesländer die Möglichkeit erhalten, die Einteilung in Leistungsgruppen und dafür vorgesehene Mindestvorhaltezahlen zu modifizieren (Kap. ▶ 14.2).

4.4 Ausgangslage und Vorgaben des Gesetzgebers

Die Ziele der Krankenhausplanung leiten sich direkt aus der Generalnorm des Krankenhausfinanzierungsgesetzes und den dort hinterlegten Zielen ab. Im Einzelnen sind dies folgende Ziele:

- **Bedarfsgerechtigkeit**
  Der Bedarf im Sinne der Versorgung mit Einrichtungen zur Erbringung von Krankenhausleistungen ergibt sich aus dem Überhang der Nachfrage über ein bestehendes Angebot. Bei der späteren Ermittlung dieses Bedarfs wird zu klären sein, nach welchen Prinzipien ein solcher zu ermitteln ist. Ziel einer sachgerechten Bedarfsdeckung muss ein Gleichgewicht zwischen Angebot und Nachfrage an Krankenhausleistungen sein.
- **Wirtschaftliche Finanzierbarkeit**
  Der Generalnorm des Sozialgesetzbuches Fünftes Buch folgend müssen die Leistungen ausreichend, zweckmäßig und wirtschaftlich sein und dürfen das Maß des Notwendigen nicht überschreiten. Ergänzend bestimmt das Krankenhausfinanzierungsgesetz eine Gewährleistung der Versorgung zu sozial tragbaren Pflegesätzen.
- **Trägervielfalt**
  Zum Ausgleich der Interessen und zur Vermeidung angebotsbeherrschender monopolistischer Strukturen fordern sowohl das Krankenhausfinanzierungsgesetz als auch die einzelnen Landeskrankenhausgesetze eine Umsetzung der Vielfalt der Krankenhausträger.
- **Patientengerechtigkeit**
  Insbesondere in den einzelnen Landeskrankenhausgesetzen wurde das Ziel der Patientengerechtigkeit hinterlegt. Hierdurch kommt die Forderung einer möglichst wohnortnahen Versorgung der Bevölkerung zum Ausdruck. Vor dem Hintergrund steigender Finanzdefizite und wachsender Mobilitätsmöglichkeiten muss dieses Ziel mit großer Umsicht gefordert werden.
- **Flächendeckendes System**
  Eng verbunden mit dem Ziel der Patientengerechtigkeit ist das Ziel der Realisierung eines flächendeckenden Systems zur Versorgung mit Krankenhausleistungen. Hierdurch soll vermieden werden, dass Angebotsstrukturen in Bal-

lungsräumen und logistisch attraktiven Bereichen konzentriert und ländliche, schwächer besiedelte oder logistisch weniger erschlossene Bereiche schlechter versorgt werden.

Neben den vorgenannten Zielen ergeben sich aus den Bestimmungen des Sozialgesetzbuches und den ergänzenden Notwendigkeiten weitere Ziele im Planungsprozess der Länder:

- **Substitution der stationären Krankenhausleistung**
  Nach § 39 Absatz 1 SGB V wird die Krankenhausbehandlung vollstationär, stationsäquivalent, tagesstationär, teilstationär, vor- und nachstationär sowie ambulant erbracht. Aufgrund des Gebotes der leistungsgerechten Versorgung im Einzelfall besteht ein grundsätzliches Substitutionsgebot der vollstationären Krankenhausleistung durch die übrigen genannten Leistungen.
  Der Planungsprozess muss insofern eventuelle Ersatzmöglichkeiten zur finanziellen Entlastung der Solidargemeinschaft der Versicherten berücksichtigen.
- **Sicherstellung der Notfallversorgung**
  In Verbindung mit dem Ziel einer flächendeckenden und bedarfsgerechten Versorgung ist die Sicherstellung der Notfallversorgung nach den Landes-Rettungsdienstgesetzen zu berücksichtigen. Krankenhausplanung hat hiernach eine schnellstmögliche notfallmedizinische Versorgung oder Überwachung unter Verfolgung eines möglichst geringen Beförderungsaufwands zu ermöglichen.
- **Berücksichtigung von Vorhalteleistungen**
  Krankenhausplanung im eigentlichen Sinne stellt eine Planung des vorgehaltenen Leistungsangebots dar.
- **Ergänzung der Krankenhausplanung durch Versorgungsverträge**
  Neben einer grundsätzlichen Möglichkeit zum Abschluss von Versorgungsverträgen, besteht nach den Bestimmungen des Sozialgesetzbuches Fünftes Buch die Möglichkeit, Ergänzungen und Konkretisierungen zwischen den Vertragsparteien zur Krankenhausplanung der Länder vorzunehmen. Mit Hilfe dieses Instruments soll eine Spezialisierung einzelner Versorgungsangebote zur näheren Bestimmung der Planungsvorgaben umgesetzt werden.
- **Berücksichtigung von Entwicklungen im Krankenhausbereich**
  Mit Einführung einer diagnoseorientierten und fallpauschalierten Vergütungsstruktur im Krankenhausbereich wird eine Spezialisierung der Krankenhäuser auf einzelne Leistungen oder Leistungsbereiche erwartet. Es ist zu prüfen, ob derartige Tendenzen der Krankenhausträger bei der Krankenhausplanung der Länder Berücksichtigung finden müssen.

4.5 Versorgungsgebiete und deren Definition

Die Aufgabe des jeweiligen Bundeslandes besteht darin, die Vorgaben des Bundesgesetzgebers auf der Landesebene zu operationalisieren. Dem einzelnen Bundesland obliegt es beispielsweise den Begriff »flächendeckend« mit Leben zu erfüllen. Hierzu werden in den einzelnen Landeskrankenhausgesetzen weitergehende Bestimmungen formuliert, die u.a. die Festlegung von Versorgungsgebieten bestimmen. Die Strukturierung mit Hilfe von Versorgungsgebieten soll sicherstellen, dass in allen Regionen des Bundeslandes ungefähr gleiche Versorgungsbedingungen vorzufinden sind.

Für das Bundesland Hessen lautet die Formulierung des § 17 Absatz 5 HKHG:

> »Die Versorgungsgebiete sind so festzulegen, dass in jedem ein bedarfsgerecht gegliedertes leistungsfähiges Krankenhausangebot sichergestellt ist.«

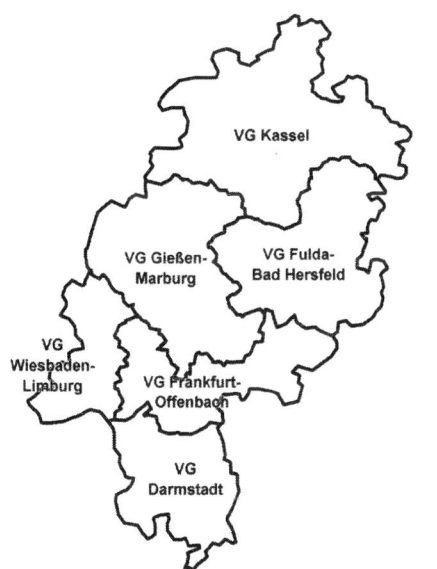

Abb. 4.1: Versorgungsgebiete in Hessen (Sozialministerium Hessen 2005)

Weiter werden die Determinanten für die Festlegung der Versorgungsgebiete definiert:

- Siedlungsstruktur
- Bevölkerungsstruktur
- Erwerbsstruktur
- Topographische Verhältnisse
- Verkehrsverbindungen
- Krankenhaushäufigkeit

- Verweildauer
- Bettennutzung (Nutzungsgrad)

Beispielhaft für das Bundesland Hessen ergeben sich hiernach sechs Versorgungsgebiete (▶ Abb. 4.1).

4.6 Lösungsansätze am Beispiel der Hill-Burton-Formel

In einem weiteren Schritt müssen Versorgungskapazitäten geplant werden. Den höchsten Bekanntheitsgrad besitzt hierbei die Hill-Burton-Formel (HBF). Wenn diese in Teilen auch als veraltet gilt, kann mit ihrer Hilfe sehr gut eine mögliche Lösung zur Planung stationärer Versorgungsstrukturen verdeutlicht werden.

In der Zeit zwischen 1945 und 1946 wurden in den Vereinigten Staaten Bestrebungen unternommen, das öffentliche Gesundheitswesen in Qualität und Quantität zu verbessern. Kernpunkt dieser Initiative war eine Bestandsaufnahme und Konzeptionierung der stationären Versorgungsstrukturen. Dieser Hill-Burton-Act vom 13.08.1946 wurde hauptsächlich von den beiden Senatoren Harold Burton (Republikaner, Ohio) und Lister Hill (Demokraten, Alabama) geprägt. Es wurde ein landesweites Krankenhausbauprogramm verabschiedet, das darauf ausgelegt war, eine notwendige Anzahl ausreichend ausgestatteter Krankenhäuser zur Verfügung zu stellen.

Hill und Burton entwickelten hierzu eine Formel, die auf vier Variablen fußt und im Ergebnis eine notwendige Anzahl an Krankenhausbetten ergibt (Hill-Burton-Act 1946)

- Einwohnerzahl (E)
- Verweildauer (VD)
- Krankenhaushäufigkeit (KH)
- Bettennutzung (BN)

Hierbei gingen sie von einer verweildauerdominierten Betrachtung der stationären Versorgung aus, eine Ansicht, die heute nicht mehr zeitgemäß ist, da bspw. das stationäre Vergütungssystem auf einer diagnosen- und therapiebezogenen Sicht basiert. Gleichwohl kann mit Hilfe dieser Betrachtung der Ansatz von Hill und Burton gut veranschaulicht werden.

$$HBF = \frac{E * KH * VD * 100}{BN * 1.000 * 365} = PB$$

Bedeutung der Variablen:

- Einwohnerzahl (E)
  Die Einwohnerzahl gibt die Anzahl der zu versorgenden Personen in einer bestimmten Region an. In der Regel wird diese Einwohnerzahl auf Basis statistischer Prognoseverfahren für einen künftigen Zeitraum prognostiziert.
- Krankenhaushäufigkeit (KH)
  Die Krankenhaushäufigkeit stellt die Relation zu versorgende Fälle (FZ) je 1.000 Einwohnern (E) des zu versorgenden Gebietes dar.

$$KH = \frac{FZ}{\frac{E}{1.000}} = \frac{FZ * 1.000}{E}$$

- Verweildauer (VD)
  Die Verweildauer ermittelt sich als Durchschnittswert des Quotienten aus Pflegetagen[1] und Behandlungsfällen[2].
- Bettennutzung (BN)
  Die Bettennutzung, auch Nutzungsgrad der Planbetten, setzt den Output einer Versorgungseinheit (in der Regel ein Krankenhaus oder eine Fachabteilung) in Form von Pflegetagen in das Verhältnis zu den zur Verfügung stehenden Bettenkapazitäten. Betrachtet wird ein Kalenderjahr.

$$BN = \frac{PT * 100}{Betten * 365}$$

Ihre Angabe erfolgt in einem Vomhundertsatz. In einigen Planungsbereichen stellt die Bettennutzung einen fixen Parameter des Planungsverfahrens dar.

Der Zusammenhang der Hill-Burton-Formel soll anhand eines Beispiels verdeutlicht werden:

Ausgangsdaten	
E	6.000.000 Einwohner
FZ	1.500.000 Fälle
VD	7 Tage
BN	85 %

---

1 Ein Pflegetag ist ein Tag, an dem der Patient Krankenhausbehandlung in einem Krankenhaus erhält. Er wird mit Hilfe der Mitternachtsstatistik ermittelt, die die Anwesenheit der Patienten um 0:00 erfasst.
2 Die Fallzahl ist die Anzahl der zu versorgenden Patienten. Um statistische Verwerfungen zu vermeiden, wird eine mittlere Fallzahl aus der Summe der Aufnahmen und der Entlassungen ermittelt. Aufnahme- und Entlassungstag werden definitionsgemäß lediglich als ein Tag erfasst.

Ermittlung der Krankenhaushäufigkeit:

$$KH = \frac{1.500.000 * 1.000}{6.000.000} = 250 \text{ Fälle je } 1.000 \text{ Einwohner}$$

Ermittlung des Bettenbedarfs:

$$HBF = \frac{6.000.000 * 250 * 7 * 10}{85 * 1.000 * 365} \approx 33.844 \text{ Betten}$$

4.7 Qualität und Versorgungssicherung im scheinbaren Widerspruch

Während bei der Planung der stationären Versorgungsstrukturen traditionell darauf zu achten war, dass sowohl öffentliche als auch frei-gemeinnützige und private Krankenhäuser in die Versorgung eingebunden sind, veränderte das am 01.01.2016 in Kraft getretene Krankenhausstrukturgesetz (KHSG) diese Prämisse maßgeblich. In nahezu jedem Landeskrankenhausgesetz – hier am Beispiel des Landes Hessen – war bis zu diesem Zeitpunkt die sog. Trägervielfalt (auch: Trägerpluralität) im nachfolgenden Sinne definiert:

> *Bei der Durchführung dieses Gesetzes ist die Vielfalt der Krankenhausträger zu beachten. Dabei ist freigemeinnützigen und privaten Krankenhäusern ausreichend Raum zur Mitwirkung an der Krankenhausversorgung der Bevölkerung zu geben, soweit sie dazu auf Dauer bereit und in der Lage sind.* (§ 1 Absatz 3 HKHG 2011)

Leider führte dieses Gleichheitsprinzip in der Vergangenheit nicht selten dazu, dass auch weniger geeignete Krankenhäuser in den Planungen des Landes berücksichtigt werden mussten. Es stellte dann bspw. einen Verstoß gegen die Trägervielfalt dar, wenn in einer Stadt wie Berlin alle oder zumindest der größte Teil der Krankenhäuser in kommunaler Trägerschaft waren. Zum Ausgleich mussten ebenso viele Krankenhäuser frei-gemeinnütziger oder privater Trägerschaft in die Versorgung eingebunden sein.

Mit Inkrafttreten des KHSG erfolgte zunächst eine Einschränkung dieses Prinzips.

> *Bei notwendiger Auswahl zwischen mehreren Krankenhäusern entscheidet die zuständige Landesbehörde unter Berücksichtigung der öffentlichen Interessen und der Vielfalt der Krankenhausträger nach pflichtgemäßem Ermessen, welches Krankenhaus den Zielen der Krankenhausplanung des Landes am besten gerecht wird; die Vielfalt der Krankenhausträger ist nur dann zu berücksichtigen, wenn die Qualität der erbrachten Leistungen der Einrichtungen gleichwertig ist.* (§ 8 Absatz 2 KHG)

Insbesondere der letzte Halbsatz eröffnet die Möglichkeit, vom Grundsatz der Trägervielfalt abzuweichen.

Im Kern sind derartige Vorgaben des Gesetzgebers im Sinne einer hinreichenden Qualität der Leistungen zu begrüßen, selbst dann, wenn deren Umsetzung einzelne Krankenhausstandorte in Frage stellt. Hier müssen alternative und komplementäre Versorgungsangebote (z. B. Praxiskliniken und Medizinische Versorgungszentren) in der Diskussion berücksichtigt werden.

4.8 Änderung der Planungssystematik durch die Krankenhausreform 2025

Mit Inkrafttreten der Krankenhausreform 2025 (siehe dazu auch ▶ Kap. 14) wurde die bisherige Planungsmethodik ergänzt um leistungsorientierte Aspekte. Während die Krankenhausplanung traditionell auf Basis der Hill-Burton-Formel oder verwandter Mechanismen erfolgte, basiert sie ab dem Jahr 2025 auf der Zuweisung bundeseinheitlich definierter Leistungsgruppen.

Hierbei weist die zuständige Landesbehörde einem Krankenhaus (fachlich orientierte) Leistungsgruppen zu, sofern es die relevanten Qualitätskriterien erfüllt. Neben der Leistungsgruppe wird jeweils eine Planfallzahl festgelegt. Auf Basis eines speziellen Algorithmus erhält der einzelne Krankenhausstandort dann u. a. ein Vorhaltebudget zur Finanzierung der Investitionskosten.

Anders formuliert: Erfolgt keine Zuweisung einer Leistungsgruppe, wird der jeweilige Standort in dieser Leistungsgruppe bei der regulären Krankenhausplanung nicht mehr berücksichtigt. Die Erfüllung der Qualitätskriterien ist der Landesbehörde nachzuweisen und basiert regelhaft auf einem Gutachten des Medizinischen Dienstes.

Allerdings kann die zuständige Landesbehörde trotz Nicht-Vorliegen der Qualitätskriterien eine Leistungsgruppe zuweisen, wenn dies zur Sicherstellung der flächendeckenden Versorgung der Bevölkerung nötig ist. Ein zwingendes Erfordernis liegt dabei u. a. vor, falls ein anderer Krankenhausstandort zwar eine entsprechende Leistungsgruppe zugewiesen wurde, dieser aber von einem »erheblichen Anteil« der Patienten innerhalb einer definierten zeitlichen Frist (Fahrzeit mit dem PKW) nicht erreicht werden kann. Die Fristen belaufen sich auf 30 Minuten für die Allgemeine Innere Medizin und die Allgemeine Chirurgie bzw. 40 Minuten für die übrigen Leistungsgruppen.

Wie im bisherigen System kann auch im neuen System ab 2025 einem Krankenhausstandort die Berechtigung zur Leistungserbringung entzogen werden. Die erfolgt dann über den Entzug der zuvor zugewiesenen Leistungsgruppe.

Neu ist in dieser Systematik die Möglichkeit, einen Standort als sektorenübergreifende Versorgungeinrichtung auszuweisen, wenn das betroffene Krankenhaus im Krankenhausplan des Landes aufgenommen wurde. Hierdurch soll ein besserer Übergang des ambulanten und des stationären Sektors erreicht werden.

Verständnisfragen zu Kapitel 4

1. Welches Kriterium muss ein Leistungserbringer erfüllen, damit die Sozialleistungsträger ihn mit der Erbringung von Krankenhausleistungen beauftragen dürfen?
2. Nennen Sie Möglichkeiten der Zulassung eines Krankenhauses und beschreiben Sie das äußere Kennzeichen der Zulassung eines Krankenhauses.
3. Was unterscheidet ein Plankrankenhaus von einem Versorgungsvertragskrankenhaus und wer entscheidet über diesen Status?
4. Warum spricht man im Zusammenhang mit der Krankenhausplanung und deren Zielen oft auch von Zielkonflikten?
5. Was ist ein Versorgungsgebiet und warum führt der Gesetzgeber nun ergänzend Leistungsgruppen ein?
6. Können Sie die Aufgabe und die Wirkungsweise der Hill-Burton-Formel erläutern? Warum ist sie auch heute noch relevant?

5 Einführung in die duale Krankenhausfinanzierung

5.1 Monistische Krankenhausfinanzierung als Vorgänger und als Perspektive

Seit Jahrzehnten fordern einzelne Krankenhausvertreter die Wiedereinführung der monistischen Krankenhausfinanzierung. Abgeleitet aus dem griechischen Wortstamm »monos« (einzig, allein) bedeutet dies, dass die Finanzierung der Krankenhausentgelte allein über die Benutzer (gesetzlich Versicherte, Selbstzahler und Privatpatienten) erfolgen soll. Man erwartet sich hierdurch eine stärkere Orientierung an den Strukturen des Marktes. Bereits in den ersten Jahren der Krankenhausfinanzierung ab 1936 war es vorgesehen, die Krankenhäuser monistisch zu finanzieren. Diese Prägung hielt bis zum Jahr 1972 an. In diesem System waren allein die Sozialleistungsträger für die Krankenhausfinanzierung zuständig. Aus unterschiedlichen Überlegungen, nicht zuletzt wegen einer relativ starken Marktmacht der Sozialleistungsträger auch in Bezug auf Investitionsentscheidungen, modifizierte der Gesetzgeber die Monistik hin zu einer bis heute geltenden dualen Krankenhausfinanzierung.

Immer wieder wurden Versuche unternommen, zu einer monistischen Krankenhausfinanzierung zurückzukehren (Krankenhausneuordnungsgesetze), doch diese waren bis heute aufgrund unterschiedlicher Interessen der Länder und der Sozialleistungsträger nicht umsetzbar. So forderten die Länder eine Übernahme der Finanzierung durch die Sozialleistungsträger, wollten jedoch im Sinne des Grundgesetzes weiterhin über die Notwendigkeit einzelner Standorte entscheiden. Angewendet wird die Monistik heute bereits bei Krankenhäusern, die nicht im Krankenhausplan sind (also reine Versorgungsverträge besitzen), bei Rehabilitationseinrichtungen und im kompletten ambulanten Sektor.

5.2 Begriff der dualen Krankenhausfinanzierung

Im Jahr 1972 verankerte der Bundesgesetzgeber das duale (auch: dualistische) Finanzierungsprinzip für den Krankenhausbereich (▶ Abb. 5.1). Mit dem Zweck einer wirtschaftlichen Sicherung der Krankenhäuser und der Realisation sozial tragbarer Pflegesätze bestimmt § 4 KHG die wirtschaftliche Sicherung durch die Trennung der Finanzierung in Investitions- und Betriebskosten:

Die Krankenhäuser werden dadurch wirtschaftlich gesichert, daß

1. *ihre Investitionskosten im Wege öffentlicher Förderung übernommen werden und sie*
2. *leistungsgerechte Erlöse aus den Pflegesätzen, die nach Maßgabe dieses Gesetzes auch Investitionskosten enthalten können, sowie Vergütungen für vor- und nachstationäre Behandlung und für ambulantes Operieren erhalten.*

Berücksichtigt man zudem den notwendigen Eigenanteil eines Krankenhausträgers an einer Finanzierung, kann man von einer trialistischen Krankenhausfinanzierung sprechen. Diesen Begriff kennt das Gesetz jedoch nicht.

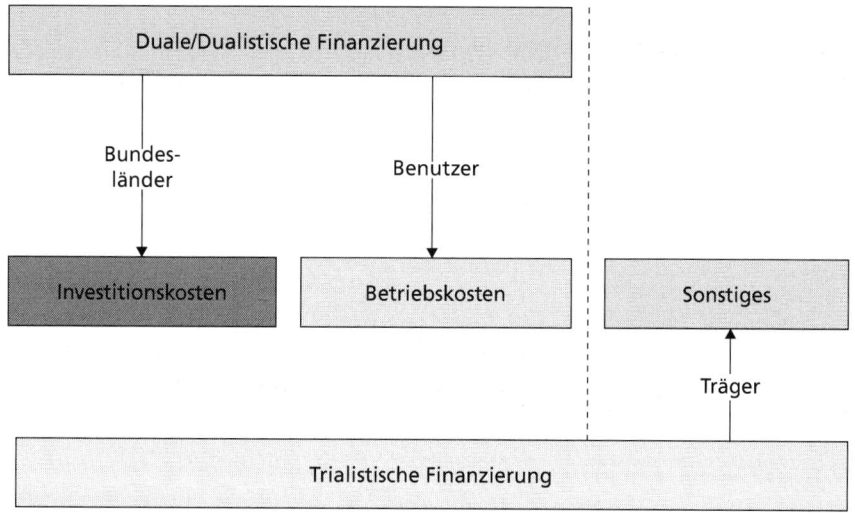

Abb. 5.1: Dualistische und trialistische Krankenhausfinanzierung

5.3 Abgrenzung der Investitions- und der Betriebskosten

Mit Hilfe der Abgrenzungsverordnung ist es möglich, zwischen Investitions- und Betriebskosten zu differenzieren.

Während Investitionskosten als nicht pflegesatzfähig (nach der Aufnahme in einen Krankenhausplan des Landes) durch die öffentliche Hand bestritten werden, stellen Betriebskosten pflegesatzfähige Kosten dar, die von den Sozialleistungsträgern bzw. von den Patienten selbst bestritten werden (▶ Abb. 5.2).

5.3 Abgrenzung der Investitions- und der Betriebskosten

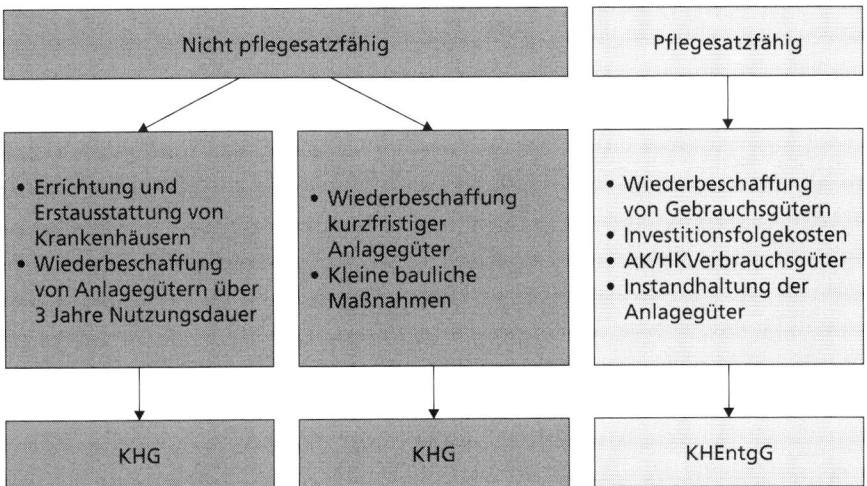

Abb. 5.2: Nicht pflegesatzfähige und pflegesatzfähige Kosten

Die nicht pflegesatzfähigen Kosten werden ihrerseits traditionell in zwei Gruppen unterteilt (▶ Abb. 5.3):

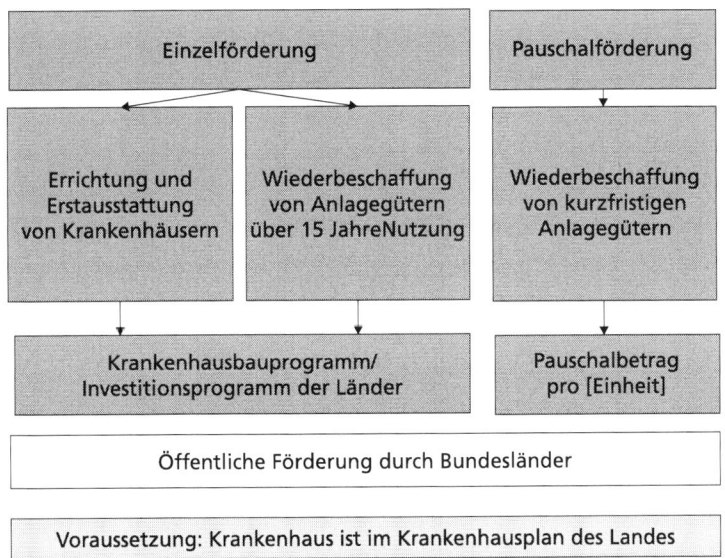

Abb. 5.3: Traditionelle Einteilung der Investitionskosten

1. Investitionskosten, die der Errichtung und Erstausstattung von Krankenhäusern oder der Wiederbeschaffung von Anlagegütern mit einer Nutzungsdauer von über 3 Jahren dienen.

51

5 Einführung in die duale Krankenhausfinanzierung

2. Investitionskosten, die der Wiederbeschaffung kurzfristiger Anlagegüter oder kleinen baulichen Maßnahmen dienen. Für die krankenhausbetriebliche Tätigkeit ist die Abgrenzung der aus dieser Trennung resultierenden Anlage-, Gebrauchs- und Verbrauchsgüter von wesentlicher Bedeutung.

5.4 Finanzierung der Betriebskosten durch die Benutzer des Krankenhauses

Die Erstattung der Betriebskosten erfolgt über die Vergütung der Pflegesätze durch die Benutzer eines Krankenhauses. Dies sind zum überwiegenden Teil Patienten der Gesetzlichen Krankenversicherung, deren Kosten durch die gesetzlichen Krankenkassen vergütet werden, und zu einem geringen Teil selbstzahlende Patienten und Versicherte der privaten Krankenversicherung.

Die Betriebskosten werden in der Regel in Form fallpauschalierter Pflegesätze (z. B. DRGs) nach Maßgabe einer Rechtsverordnung ermittelt und den Krankenhäusern nach Abschluss der Behandlung vom jeweils zuständigen Sozialleistungsträger oder dem Patienten selbst vergütet. Vereinzelt kommen noch tagesgleiche Pflegesätze (Finanzierung pro Berechnungstag) zur Anwendung.

Bei Krankenhäusern, die nicht in den Krankenhausplan eines Landes aufgenommen sind, erfolgt die Vergütung der Investitionskosten auf dem Wege der Betriebskostenerstattung. Dies nennt man monistische Finanzierung (▶ Abb. 5.4 und ▶ Kap. 5.1).

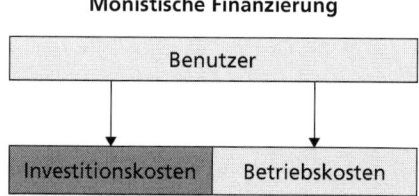

Abb. 5.4: Monistische Finanzierung

Verständnisfragen zu Kapitel 5

1. Worin unterscheiden sich die monistische und die duale Krankenhausfinanzierung?

2. Was sind Betriebskosten, was versteht man unter Investitionskosten im Krankenhaus und warum müssen sie strikt voneinander abgegrenzt werden?
3. Was versteht man unter dem »Benutzer« eines Krankenhauses und warum finanziert er die Betriebskosten?

6 Finanzierung der Investitionskosten

6.1 Investitionsfinanzierung als Aufgabe des Gesetzgebers

Die Finanzierung der Investitionskosten erfolgt nach Maßgabe der einzelnen Landeskrankenhausgesetze durch die Bundesländer, die hierfür Krankenhausbauprogramme und Investitionsprogramme aufstellen.

6.2 Instandhaltungs- und Herstellungskosten in der Krankenhausfinanzierung

Ein wichtiger Aspekt bei der klassischen Definition der Investitionskosten ist die Verwendung der zur Verfügung stehenden Fördermittel. Hierbei ist zunächst zu klären, ob es sich um Maßnahmen der Herstellung oder der Anschaffung eines Wirtschaftsgutes handelt oder lediglich um seinen (Substanz-)Erhalt. Etwas verwirrend spricht der Gesetzgeber bei der Erhaltung auch von Wiederherstellung (▶ Abb. 6.1):

- Bei der Herstellung wird das Wirtschaftsgut in der Substanz und seiner Nutzungsdauer wesentlich vermehrt und in seinem Wesen erheblich verändert.
- Bei der Erhaltung dagegen wird das Wirtschaftsgut (lediglich) in seiner Substanz und Nutzungsfähigkeit erhalten und in Teilen ersetzt, sodass die Funktion erhalten bleibt. Hierzu zählt u. a. auch die Modernisierung eines Wirtschaftsgutes (z. B. Heizungsanlage).

Grundsätzlich gilt: Die Herstellung kann über Fördermittel finanziert werden, eine Erhaltung nicht.

Neben der Verwendung der Fördermittel ist auch die Dauer der Verwendung eines Wirtschaftsgutes bzw. dessen Ersatzbeschaffung zu beachten. Dazu später mehr!

Die Förderung der Länder setzt sich aus Maßnahmen zur Einzelförderung und zur Pauschalförderung zusammen (▶ Abb. 6.2):

6.2 Instandhaltungs- und Herstellungskosten in der Krankenhausfinanzierung

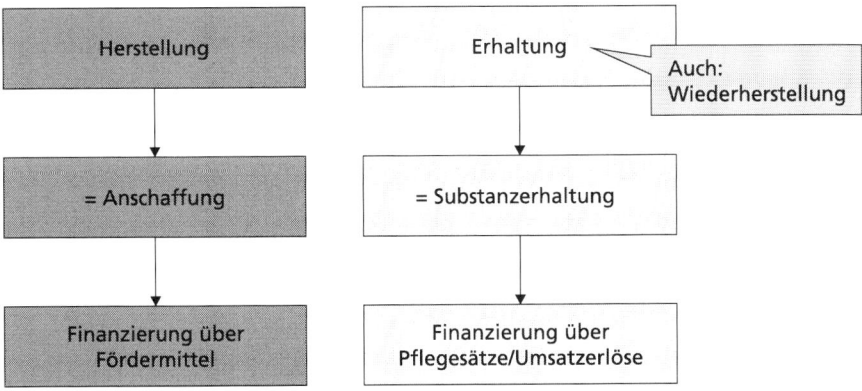

Abb. 6.1: Herstellung und Erhaltung im Sinne der Krankenhausfinanzierung

- Einzelförderung im Sinne des Gesetzes erhalten Krankenhäuser beispielsweise für die Errichtung von Krankenhäusern einschließlich der Erstausstattung mit den für den Krankenhausbetrieb notwendigen Anlagegütern oder für die Wiederbeschaffung von Anlagegütern.
- Pauschale Fördermittel dienen der Finanzierung einer Wiederbeschaffung von kurzfristigen Anlagegütern. Die Krankenhäuser erhalten diese in jährlich festen Pauschalbeträgen.

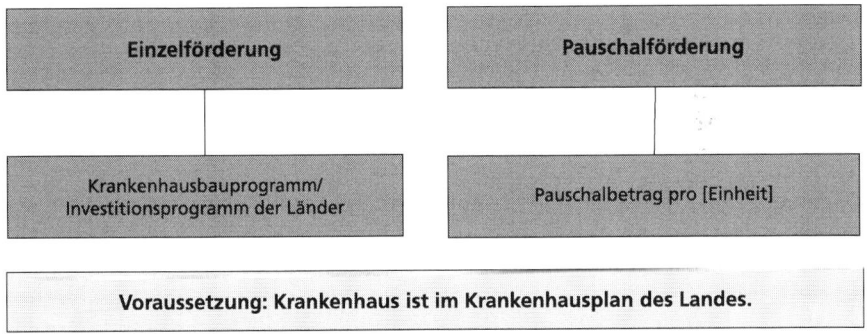

Abb. 6.2: Einteilung der Fördermittel nach Einzel- und Pauschalförderung

- Bei einer Einzelförderung stellt das Krankenhaus für eine Investitionsmaßnahme einen Antrag auf Übernahme der Investitionskosten.
- Im Falle einer Pauschalförderung erhält das Krankenhaus nach einem auf Landesebene festgelegten Schema Pauschalen zur Übernahme der Investitionen.

Investitionskosten im Sinne des Krankenhausfinanzierungsgesetzes sind:

1. die Kosten der Errichtung (Neubau, Umbau, Erweiterungsbau) von Krankenhäusern und der Anschaffung der zum Krankenhaus gehörenden Wirtschaftsgüter, ausgenommen der zum Verbrauch bestimmten Güter (Verbrauchsgüter),

2. die Kosten der Güter des zum Krankenhaus gehörenden Anlagevermögens (Anlagegüter) mit Ausnahme der Kosten des Grundstücks, des Grundstückserwerbs, der Grundstückserschließung sowie ihrer Finanzierung.

Voraussetzung für den Erhalt der Investitionskosten durch die Länder ist die Aufnahme des Krankenhauses in den Krankenhausplan bzw. in das Investitionsprogramm des jeweiligen Bundeslandes.

Die Ausschüttung der pauschalen Förderung erfolgte in der Vergangenheit bspw. auf Basis von Strukturmerkmalen (Planbetten) oder von Fallzugehörigkeiten der geplanten Patienten (z. B. Chirurgie). Die traditionelle Betrachtung der Anforderungs- oder Versorgungsstufen der Krankenhäuser diente hierbei zugleich auch der Einordnung der Krankenhäuser in unterschiedliche Förderklassen. So erhielten seinerzeit Krankenhäuser der Grundversorgung geringere Förderbeträge je Planbett als Krankenhäuser der Maximalversorgung.

Aktuell folgen die meisten Bundesländer einer leistungsorientierten Förderung und ermitteln anhand des vergangenen oder künftigen Outputs des Krankenhauses (sog. Case-Mix) das Fördervolumen (▶ Abb. 6.3).

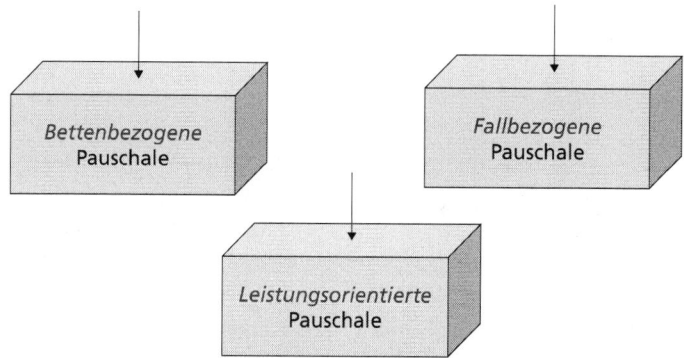

Abb. 6.3: Möglichkeiten einer pauschalen Förderung

Mit Inkrafttreten der Krankenhausreform 2025 wurde das System der Investitionsfinanzierung grundsätzlich neu strukturiert. Zur nachhaltigen Sicherstellung einer flächendeckenden Versorgung wird hierzu u. a. die Finanzierung der Krankenhausleistungen in einen fallorientierten Teil im Sinne der bisherigen Betriebskosten und einen Vorhalteanteil untergliedert. Hierzu später mehr!

6.3 Definition, Abgrenzung und Finanzierung der Wirtschaftsgüter im Krankenhaus

Nach der Abgrenzungsverordnung sind die Begriffe »Anlagegut«, »Gebrauchsgut« und »Verbrauchsgut« zu unterscheiden (▶ Tab. 6.1):

- Anlagegüter sind Wirtschaftsgüter des Anlagevermögens des Krankenhauses (Anm.: mit einer Nutzungsdauer von mehr als drei Jahren).
- Gebrauchsgüter sind ebenfalls Wirtschaftsgüter des Anlagevermögens des Krankenhauses – allerdings mit einer betriebsgewöhnlichen Nutzungsdauer von bis zu drei Jahren.
- Verbrauchsgüter werden durch die Verwendung aufgebraucht bzw. verzehrt, sind wiederbeschaffte und abnutzbare bewegliche Anlagegüter, die selbständig nutzbar sind und deren Anschaffungs-/Herstellungskosten maximal 150.– EUR (ohne Umsatzsteuer) betragen oder werden ausschließlich von einem Patienten verwendet und verbleiben bei ihm.

Tab. 6.1: Abgrenzung der Wirtschaftsgüter

Anlagegüter	Gebrauchsgüter	Verbrauchsgüter
Wirtschaftsgüter des Anlagevermögens	Wirtschaftsgüter des Anlagevermögens	• Verzehr durch Verwendung **oder** • Abnutzbare bewegliche Anlagegüter • Selbständig nutzbar
Nutzungsdauer > 3 Jahre	Nutzungsdauer ≤ 3 Jahre	• AK/HK max. 150.– EUR (ohne USt) **oder** • Verwendung/Verbleib bei ausschließlich einem Patienten
§ 2 Nr. 1 AbgrV	§ 2 Nr. 2 AbgrV	§ 2 Nr. 3 AbgrV

Bei der Finanzierung der Anlagegüter mit einer Nutzungsdauer von über drei Jahren ist zwischen Erstbeschaffung und Wiederbeschaffung zu differenzieren (▶ Abb. 6.4):

- Während die Erstbeschaffung der Anlagegüter stets mit Hilfe eines Einzelantrags erfolgt, muss bei ihrer Wiederbeschaffung nach der betriebsgewöhnlichen Nutzungsdauer differenziert werden.
- Beträgt die betriebsgewöhnliche Nutzungsdauer zwischen 3 und 15 Jahren, erfolgt die Wiederbeschaffung über pauschale Fördermittel (sog. Kurzfristige Anlagegüter).
- Beträgt sie über 15 Jahre, erfolgt die Wiederbeschaffung über einen erneuten Einzelantrag.

Bei der Finanzierung von Gebrauchsgütern (Nutzungsdauer bis zu 3 Jahre) ist ebenfalls zwischen Erstbeschaffung und Wiederbeschaffung zu unterscheiden (▶ Abb. 6.5):

6 Finanzierung der Investitionskosten

- Auch ihre Erstbeschaffung erfolgt mit Hilfe eines Einzelantrags.
- Allerdings wird die Wiederbeschaffung anteilig der entsprechenden Abschreibung über die Benutzerentgelte finanziert. Sie ist also pflegesatzfähig und wird über die Betriebskosten der Sozialleistungsträger und nicht mehr von den Ländern erstattet.

Aufgrund ihres »Verzehrs« im Rahmen der Patientenbehandlung erfolgt die Finanzierung der Verbrauchsgüter nicht über Fördermittel, sondern über die Pflegesätze (▶ Abb. 6.6).

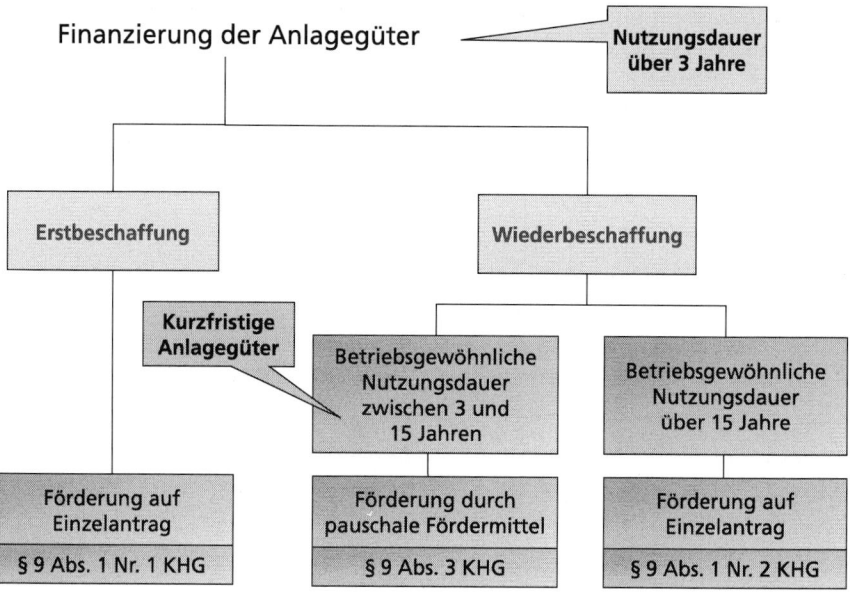

Abb. 6.4: Finanzierung der Anlagegüter

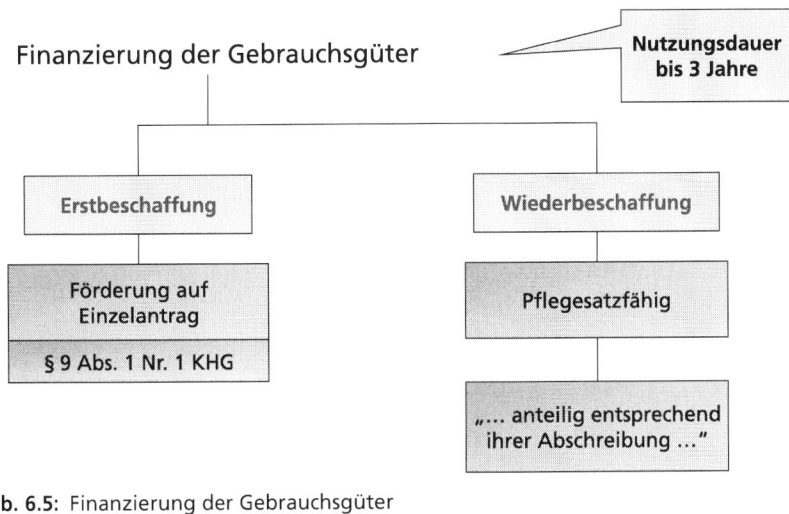

Abb. 6.5: Finanzierung der Gebrauchsgüter

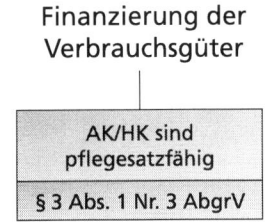

Abb. 6.6: Finanzierung der Verbrauchsgüter

6.4 Baupauschale und Investitionsbewertungsrelationen zur Weiterentwicklung der Investitionsfinanzierung

Gesundheitspolitisch erscheint die Trennung der Investitions- und der Betriebskosten in Form der dualen Krankenhausfinanzierung durchaus sinnvoll zu sein, da hierdurch die Länder Einfluss auf Standort und Ausstattung der Krankenhäuser nehmen können. Vor dem Hintergrund einer immer stärkeren Marktorientierung im Krankenhausbereich kann jedoch in Frage gestellt werden, ob eine derartige Trennung noch sinnvoll ist.

6.4.1 Baupauschale

Seit einigen Jahren werden Modelle erprobt und in einzelnen Bundesländern bereits umgesetzt, die die Finanzierung der Investitionskosten zumindest an die Betriebskosten koppeln. Das bekannteste Modell hierbei ist die Baupauschale in Nordrhein-Westfalen nach dem Inkrafttreten des Krankenhausgestaltungsgesetz zum 01.01.2008.

Nach Maßgabe einer vorlaufenden Kalkulation der künftigen Investitionskosten werden diese – differenziert nach somatischen und psychiatrischen Leistungen – an die Leistungen der Krankenhäuser gekoppelt. Man versprach sich hierdurch eine gerechtere Verteilung der Mittel und versuchte einen gravierenden Nachteil des traditionellen Systems der Investitionsfinanzierung zu beheben. Traditionell stellten die Krankenhäuser in allen Bundesländern Anträge auf Einzelförderung. Die Vergabe der Mittel erfolgt hiernach im Sinne eines »Windhundverfahrens«. (Wer zuerst kommt, bekommt auch die Mittel.) Krankenhäuser, die ihren Antrag später einreichten, gingen u. U. leer aus und erhielten keine Fördermittel.

Diese Ungerechtigkeit sollte im Bundesland Nordrhein-Westfalen in der Weise vermindert werden, dass alle Krankenhäuser zumindest Teile der beantragten Investitionskosten bekommen sollten:

Im Nachgang zur o. g. vorlaufenden Kalkulation wurden die Investitionskosten im Verhältnis des Outputs des einzelnen Krankenhauses zum Output aller Krankenhäuser vergeben – also analog im Verhältnis des eigenen Case-Mix-Anteils zum Gesamt-Case-Mix im Bundesland Nordrhein-Westfalen. Ähnlich verfuhr man in der Psychiatrie, wo jedoch zu diesem Zeitpunkt noch eine tageweise Finanzierung der Betriebskosten über voll- und teilstationäre Pflegesätze erfolgte und somit die Berechnungstage als Verteilungsschlüssel herangezogen wurden.

Anhand eines einfachen Beispiels soll dies verdeutlicht werden (▶ Abb. 6.7):

- Die vorlaufende Kalkulation auf Landesebene ergab für die somatischen Leistungen einen Betrag in Höhe von 50.– EUR je Case-Mix-Punkt und 1,6 % auf den Gesamtbetrag der Zusatzentgelte.
  Für die psychiatrischen Leistungen ergab sich eine Kalkulationsgrundlage in Höhe von 2,70 EUR je vollstationärem und 1,70 EUR je teilstationärem Berechnungstag.
- Ein Modellkrankenhaus erbrachte in der Vergangenheit oder plant (dies hängt von den Vorgaben auf Landesebene ab) einen (somatischen) Case-Mix in Höhe von 10.000 und ein Erlösvolumen für Zusatzentgelte in Höhe von 1.000.000.– EUR.
  In der Psychiatrie wurden 40.000 vollstationäre und 10.000 teilstationäre Berechnungstage erbracht/werden geplant.

Das Modellkrankenhaus erhält somit für den somatischen Bereich 516.000.– EUR und für den psychiatrischen 125.000.– EUR. Der Gesamtbetrag in Höhe von 641.000.– EUR stellt das Fördervolumen für ein Jahr dar.

6.4 Baupauschale und Investitionsbewertungsrelationen

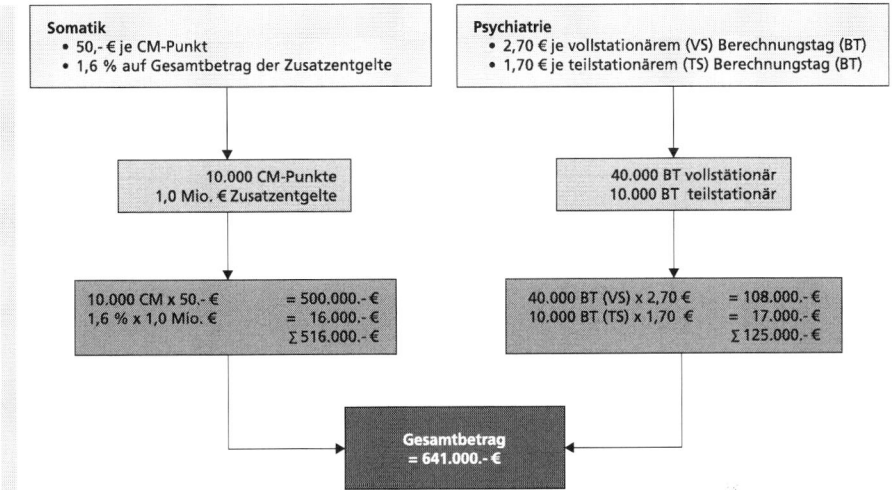

Abb. 6.7: Baupauschale NRW als Ursprung der output-orientierten Investitionsförderung

Der Nachteil dieser (bau-)pauschalen Vorgehensweise: Während die Krankenhäuser im traditionellen System eine Zusage für das gesamte Finanzierungsvolumen der Einzelförderung erhielten, bekommen sie nun lediglich das Volumen für 1 Jahr zugesichert. Die Zuwendung für die folgenden Jahre hängt von zwei Größen ab – den im kommenden Jahr zur Verfügung stehenden finanziellen (Steuer-)Mitteln zur Investitionsfinanzierung der Länder und dem Verhalten der übrigen Krankenhäuser im Bundesland. Für den Fall, dass diese ihren Case-Mix steigern, bekäme das o. g. Modellkrankenhaus selbst bei gleichbleibendem eigenem Case-Mix weniger Fördermittel, da sein Anteil am Case-Mix auf Landesebene relativ zu den übrigen Krankenhäusern abnehme.

Im Ursprung gingen die Verantwortlichen im Bundesland Nordrhein-Westfalen davon aus, lediglich die Mittel für die Einzelförderung nach Maßgabe der Baupauschale zu verteilen. Zwischenzeitlich haben jedoch einige Bundesländer die Finanzierung sämtlicher Investitionskosten, also auch der pauschalen Fördermittel, auf sog. Investitionspauschalen umgestellt.

6.4.2 Investitionsbewertungsrelationen

Aufbauend auf den Erfahrungen zur vorgenannten Baupauschale erfolgte mit Inkrafttreten des Krankenhausreformgesetzes im Jahr 2009 die Einführung von Investitionsbewertungsrelationen. Für die Somatik werden seit dem Jahr 2012, für die Psychiatrie seit dem Jahr 2014 Investitionszuschläge je Entgelt nach Maßgabe einer Vereinbarung auf der Bundesebene kalkuliert. Dem gesetzlichen Auftrag folgend wurde in § 10 KHG ein Entwicklungsauftrag zur Reform der Investitionsfinanzierung der Krankenhäuser definiert, mit dessen Hilfe untersucht werden sollte, ob die bisherige (duale) Finanzierung der Investitionskosten durch einen Investitionszuschlag je Fall und je Tag auf das einzelne Entgelt abgelöst werden kann. Hierzu haben die Vertragsparteien auf der Bundesebene einen Katalog der Investitionsbewertungsrelationen verabschiedet, der durch das Institut für das Entgeltsystem im Krankenhaus (InEK) erarbeitet wurde und jährlich revidiert wird (▶ Tab. 6.2).

Die einzelnen Bundesländer werden hierdurch in die Lage versetzt, die Investitionsförderung in einem landesindividuell festzulegenden Umfang leistungsorientiert und pauschalierend durchzuführen.

Mit Hilfe eines Beispiels soll dieser Zusammenhang erläutert werden:

- Für ein stationäres Entgelt weise der Katalog der Investitionsbewertungsrelationen eine Bewertungsrelation pro Fall in Höhe von 5,0 und eine Bewertungsrelation pro Tag in Höhe von 0,10 aus.
- Die Verweildauer des Patienten betrage 10 Tage.
- Als Grundlage der Kalkulation wird ein Investitionsfallwert in Höhe von 150.– EUR angenommen.

Als Investitionskosten ergeben sich hiernach:

- 5,0 BewRel × 150.– EUR je Fall und
- 0,10 BewRel × 10 Tage × 150.– EUR für die Dauer der 10 Tage.

Das Krankenhaus erhielte somit 900.– EUR Investitionskostenzuschlag. Die Differenzierung der Investitionskostenzuschläge nach FALL und nach TAGEN soll der unterschiedlichen Struktur der Kosten (fixe und variable) Rechnung tragen.

Über die Einführung der Investitionsbewertungsrelationen können die Länder – ebenso wie bei den Einzelheiten zur Investitionsfinanzierung – entscheiden. So hat bspw. das Bundesland Brandenburg bereits ab dem Jahr 2013 die Einführung einer einheitlichen Investitionspauschale beschlossen und somit eine Aufhebung der Trennung von Einzel- und Pauschalförderung umgesetzt. Zudem sind die Krankenhäuser frei in der Verwendung der Pauschale.

Das Bundesland Hessen führte ab dem Jahr 2016 eine einheitliche Investitionspauschale ein. Auch hier wurde die Trennung von Einzel- und Pauschalförderung aufgehoben. Darüber hinaus wurde – sehr innovativ – die Finanzierung von Zins und Tilgung für Kredite, von Personalwohnraum und von Kinderbetreuungen ermöglicht.

6.4 Baupauschale und Investitionsbewertungsrelationen

Tab. 6.2: Auszug aus dem Katalog der Investitionsbewertungsrelationen (InEK 2024, © 2024 by Institut für das Entgeltsystem im Krankenhaus GmbH)

DRG	Partition	DRG in Anlage 3a FPV	Bezeichnung [1]	Bewertungsrelation/ Fall	Bewertungsrelation/ Tag
1	2	3	4	5	6
Prä-MDC					
A01A	O		Lebertransplantation mit Beatmung > 179 Stunden oder kombinierter Dünndarmtransplantation	5,522	0,117
A01B	O		Lebertransplantation ohne kombinierte Dünndarmtranspl. mit Beatmung > 59 und < 180 Std. od. mit Transplantatabstoßung od. mit komb. Nierentranspl. od. m. kombinierter Pankreastranspl. od. Alter < 6 J. oder od. m. intensivm. Komplexbeh. > 980 / 828 / – P.	3,692	0,090
A01C	O		Lebertransplantation ohne kombinierte Dünndarmtransplantation, ohne Beatmung > 59 Stunden, ohne Transplantatabstoßung, ohne komb. Nierentranspl., ohne kombinierte Pankreastranspl., Alter > 5 Jahre, ohne intensivmed. Komplexbehandlung > 980 / 828 / – P.	2,846	0,082
A02Z	O		Transplantation von Niere und Pankreas	3,808	0,094
A03A	O		Lungentransplantation mit Beatmung > 179 Stunden	7,437	0,125
A03B	O		Lungentransplantation ohne Beatmung > 179 Stunden	3,466	0,082
A04A	O	x	Knochenmarktransplantation / Stammzelltransfusion, allogen, mit zweiter Knochenmarktransplantation / Stammzelltransfusion im selben Aufenthalt		
A04B	O		Knochenmarktranspl. / Stammzelltransf., allogen, außer bei Plasmozytom oder mit Graft-versus-Host-Krankheit Grad III und IV, mit Gabe best. Stammzellen od. Alt. < 18 J., mit best. Entnahme od. Stammzellboost od. intensivmed. Komplexbeh. > 2058 / – / – P.	1,664	0,136

Tab. 6.2: Auszug aus dem Katalog der Investitionsbewertungsrelationen (InEK 2024, © 2024 by Institut für das Entgeltsystem im Krankenhaus GmbH) – Fortsetzung

DRG	Partition	DRG in Anlage 3a FPV	Bezeichnung [1]	Bewertungsrelation/ Fall	Bewertungsrelation/ Tag
1	2	3	4	5	6
A04C	O		Knochenmarktransplantation / Stammzelltransfusion, allogen, < 18 J. od. GVHD Grad III/IV od. auß. b. Plasmozytom, mit Gabe best. Stammz. od. GVHD III/IV od. HLA-versch., mit best. Entn. od. SZ-Boost od. m. intensivm. Komplexbeh. > 1764 / 1932 / 2760 P.	1,376	0,117
...	...	...	...		

Verständnisfragen zu Kapitel 6

1. Wem überträgt das Gesetz die Aufgabe, die Investitionskosten der Krankenhäuser zu finanzieren?
2. Warum ist der Unterschied zwischen Herstellung und Erhaltung eines Wirtschaftsgutes im Krankenhaus so wichtig und was besagt er?
3. Was versteht man unter Investitionskosten im Sinne des Krankenhausfinanzierungsgesetzes und welche Voraussetzung ist an den Erhalt der Investitionskosten der Länder geknüpft?
4. Nennen und erläutern Sie die möglichen Gruppen von Wirtschaftsgütern im Krankenhaus. Wie werden Sie finanziert?
5. Was ist eine Baupauschale und welches Problem soll mit ihrer Hilfe gelöst werden?
6. Was ist das Neue an Investitionsbewertungsrelationen und welchem Zwecke dienen sie?

7 Leistungen und Kosten im Krankenhaus

7.1 Krankenhausleistung, allgemeine Krankenhausleistung und Wahlleistung

Ausgehend vom Krankenhausfinanzierungsgesetz richtet sich die Vergütung der voll- und teilstationären Leistungen im Krankenhaus nach dem Krankenhausentgeltgesetz (Somatik) und der Bundespflegesatzverordnung (Psychiatrie).

Zu unterscheiden sind hiernach die allgemeinen Krankenhausleistungen von den Wahlleistungen. Gemäß § 2 Krankenhausentgeltgesetz (KHEntgG) bzw. § 2 Bundespflegesatzverordnung (BPflV) bestehen allgemeine Krankenhausleistungen aus fünf Elementen:

1. Ärztliche Behandlung
2. Krankenpflege
3. Versorgung mit Arznei-, Heil- und Hilfsmitteln
4. Unterkunft
5. Verpflegung

Nicht zu den allgemeinen Krankenhausleistungen gehören die Leistungen der Belegärzte, da diese ihre Vergütung direkt von der zuständigen Kassenärztlichen Vereinigung erhalten. Ebenso werden die Leistungen der Beleghebammen und Belegentbindungspfleger nicht zu den allgemeinen Krankenhausleistungen gezählt. Auch sie haben eine eigene Gebührenordnung. Gemäß § 2 KHEntgG bzw. BPflV sind allgemeine Krankenhausleistungen definiert als:

Krankenhausleistungen, die unter Berücksichtigung der Leistungsfähigkeit des Krankenhauses im Einzelfall nach Art und Schwere der Krankheit für die medizinisch zweckmäßige und ausreichende Versorgung der Patienten notwendig ist.

Aus dieser Definition ergibt sich für die allgemeine Krankenhausleistung eine gewisse Bandbreite in ihrer Ausprägung:

- Nicht jede Leistung, die nach dem medizinischen Fortschritt möglich wäre, kann von jedem Krankenhaus erbracht werden,
- ist für genau diesen Behandlungsfall geeignet bzw.
- ist in jedem Fall zweckmäßig und ausreichend für die Versorgung der Patienten.

Mit Hilfe dieser Definition soll den Krankenhäusern die Möglichkeit eröffnet werden, behandlungsentsprechende Leistungen zu erbringen. Allerdings bedeutet dies auch nicht, dass die Krankenhäuser Leistungen erbringen dürfen, die nicht in ihr Leistungsportfolio passen bzw. für deren Erbringung sie überhaupt keine Strukturfaktoren vorhalten. Diese Methodik wird durch die Krankenhausreform mit Hilfe einer Zuweisung von Leistungsgruppen sogar noch unterstrichen.

Die Vergütung der allgemeinen Krankenhausleistungen richtet sich nach dem Krankenhausentgeltgesetz – und in wenigen Fällen nach der Bundespflegesatzverordnung – und erfolgt auf Basis vollpauschalisierter Entgelte, sogenannter Diagnosis Related Groups (DRGs) und Pauschalierender Entgelte für die Psychiatrie und Psychosomatik (PEPPs), aber auch noch durch tagesgleiche Pflegesätze.

Allen Vergütungsformen ist gemeinsam, dass sie die für die Patienten erforderlichen allgemeinen Krankenhausleistungen vergüten und budgetrechtlich lediglich einen Abschlag auf das Gesamtbudget darstellen. Zu den allgemeinen Krankenhausleistungen gehören auch:

- die während des Krankenhausaufenthalts durchgeführten Maßnahmen zur Früherkennung von Krankheiten im Sinne des SGB V,
- die vom Krankenhaus veranlassten Leistungen Dritter,
- die aus medizinischen Gründen notwendige Mitaufnahme einer Begleitperson des Patienten oder die Mitaufnahme einer Pflegekraft nach § 11 Absatz 3 SGB V,
- die besonderen Aufgaben von Zentren und Schwerpunkten für die stationäre Versorgung von Patienten, insbesondere die Aufgaben von Tumorzentren und geriatrischen Zentren sowie entsprechenden Schwerpunkten,
- die Frührehabilitation im Sinne von § 39 Absatz 1 Satz 3 SGB V,
- das Entlassmanagement im Sinne des § 39 Absatz 1a SGB V.

In diesem Zusammenhang soll lediglich auf zwei der vorgenannten Aspekte hingewiesen werden:

- Vom Krankenhaus veranlasste Leistungen Dritter sind Leistungen, die ein Krankenhaus bei einem anderen Leistungserbringer (anderes Krankenhaus, Vertragsarzt) in Auftrag gibt. Hierzu zählen beispielsweise eingekaufte CT-Untersuchungen kleinerer Krankenhäuser bei Krankenhäusern einer höheren Versorgungsstufe. Das beauftragende (»einkaufende«) Krankenhaus bestreitet diese Leistungen aus dem Pflegesatz, den es gegenüber dem zuständigen Sozialleistungsträger für den Patienten berechnet. Das beauftragte (»verkaufende«) Krankenhaus erhält seine Vergütung direkt von dem beauftragenden Krankenhaus und nicht vom zuständigen Sozialleistungsträger des Patienten.
- In medizinisch begründeten Fällen kann die Mitaufnahme einer Begleitperson des Patienten notwendig sein. Dies ist beispielsweise bei der Mitaufnahme eines Elternteils bei sehr jungen Patienten gegeben. Da es jedoch in der Vergangenheit einerseits über die Höhe der Vergütung für diese medizinisch notwendige Mitaufnahme, andererseits über die generelle Voraussetzung für eine derartige Mitaufnahme regelmäßig zu Streitfällen zwischen den Krankenhäusern und den Sozialleistungsträgern kam, wurde im Jahr 2024 mit Wirkung zum 01.01.2025

auf Bundesebene eine Überarbeitung der Vereinbarung zum Begleitpersonenzuschlag nach § 17b Absatz 1a Nr. 7 KHG geschlossen. Hiernach erhält das Krankenhaus im Falle vorliegender medizinischer Begründetheit einen Betrag von 60.– EUR je Patient und Berechnungstag für die Mitaufnahme einer Begleitperson.

7.2. Pflegesatzfähige und nicht pflegesatzfähige Kosten

Bei der Kalkulation der Kosten für die stationäre Behandlung und Unterbringung ist zwischen Kosten, die in die Betriebskosten einkalkuliert werden können, und Kosten, die nicht in die Betriebskosten einkalkuliert werden dürfen, zu differenzieren.

Im Falle der möglichen Berücksichtigung spricht man von pflegesatzfähigen Kosten, anderenfalls von nicht pflegesatzfähigen Kosten. Zu den pflegesatzfähigen Kosten gehören die Kosten des Krankenhauses, deren Berücksichtigung im Pflegesatz nicht nach dem KHG ausgeschlossen ist. Eine recht globale Formulierung, die in der Vergangenheit um folgende Aspekte ergänzt wurde:

- Kosten der Qualitätssicherung
- Kosten der Organbereitstellung für Transplantationen
- Kosten einer Prüfung wesentlicher Fragen im Pflegesatzverfahren
- Prüfung der Wirtschaftlichkeit, Leistungsfähigkeit und Qualität eines zugelassenen Krankenhauses durch bestellte Prüfer
- Kosten der Instandhaltung der Anlagegüter des Krankenhauses nach Maßgabe der Abgrenzungsverordnung
- Kosten der betriebsnotwendigen Fort- und Weiterbildung der Beschäftigten des Krankenhauses

Zu den nicht pflegesatzfähigen Kosten gehören:

- Vor- und nachstationäre Behandlung
- Belegärztliche Leistungen
- Wahlärztliche Leistungen
- Sonstige vollstationäre oder teilstationäre ärztliche Leistungen, soweit diese von Ärzten berechnet werden können
- Gesondert berechenbare Unterkunft
- Sonstige nichtärztliche Wahlleistungen
- Forschung und Lehre – soweit über dem üblichen Maß

Sofern Kosten zu den nicht pflegesatzfähigen Kosten zu rechnen sind, bedeutet dies aber nicht automatisch, dass ein Krankenhaus diese nicht erstattet bekommt. Sie werden jedoch nicht vom zuständigen Sozialleistungsträger vergütet, sondern über andere Finanzierungsquellen. Bei wahlärztlichen Leistungen ist das i.d.R. der Patient selbst bzw. seine private Krankenversicherung.

7.3 Wahlleistungen im Krankenhaus

Neben der allgemeinen Krankenhausleistung besteht die Möglichkeit, dass der Patient einzelne Leistungselemente, die über den Leistungsumfang der allgemeinen Krankenhausleistung hinausgehen, ergänzend mit dem Krankenhaus als Wahlleistung vereinbart. Dies sind ärztliche Leistungen (z. B. Auswahl der Ärztin durch den Patienten, sog. Wahlärztin), Leistungen der besonderen Unterbringung (Wahlleistung Unterkunft) und sonstige Wahlleistungen (z. B. spezielle Speisenangebote). Hierbei sind folgende Vorgaben zu beachten:

- Wahlleistungen müssen klar von der allgemeinen Krankenhausleistung abgegrenzt werden und dürfen diese nicht beeinträchtigen.
- Diagnostische und therapeutische Leistungen dürfen als Wahlleistungen nur dann gesondert berechnet werden, wenn die vorgenannte Voraussetzung erfüllt ist.
- Wahlleistungen werden gesondert berechnet und müssen vor ihrer Erbringung schriftlich mit dem Zahlungspflichtigen vereinbart werden.
- Der schriftlichen Vereinbarung muss eine umfassende Information des Patienten vorangehen.

Über die Angemessenheit der Vergütung entstand in der Vergangenheit häufig ein Streit zwischen dem berechnenden Krankenhaus und dem Patienten bzw. seiner rückversichernden privaten Krankenversicherung. Zur Auflösung des Streites schlossen die Deutsche Krankenhausgesellschaft und der Verband der Privaten Krankenversicherung eine Vereinbarung zur Bemessung der Entgelte für nichtärztliche Wahlleistungen, die die Wahlleistungen innerhalb gewisser Grenzen festlegt.

Die wahlärztlichen Leistungen hingegen werden mit Hilfe der Gebührenordnung für Ärzte (GOÄ) berechnet. Dieser Tarif dient ursprünglich der Vergütung ambulanter privatärztlicher Leistungen. Bei stationärer Erbringung ist die Vergütung für diese Leistungen um 25 % bzw. 15 % zu mindern. Eine doppelte Berechnung der ärztlichen Personalkosten (stationäres Entgelt und zugleich Wahlleistung) soll vermieden werden.

Jede Wahlleistung ist vor ihrem Angebot der zuständigen Landesbehörde (zusammen mit der später noch zu erläuternden Budgetvereinbarung) durch das Krankenhaus anzuzeigen.

7 Leistungen und Kosten im Krankenhaus

Bei der Wahlleistung Arzt entscheidet der Patient mit Hilfe eines Arztzusatzvertrages (sog. Wahlleistungsvereinbarung) als Ergänzung zu seinem (totalen) Krankenhausaufnahmevertrag, welcher Arzt ihn betreuen soll. Hierzu stellt ihm das Krankenhaus eine Auswahl an Ärzten als Liste der Wahlärzte zur Verfügung. Die umgangssprachliche Formulierung der »Chefarztbehandlung« ist jedoch an dieser Stelle falsch. Wahlarzt kann grundsätzlich jeder Facharzt des Krankenhauses sein. Durch die Auswahl eines ganz bestimmten Arztes wird dieser grundsätzlich verpflichtet, die ärztliche Betreuung des Patienten persönlich auszuüben.

Die Auswahl des Arztes bezieht sich auf eine ganz bestimmte Person, für deren Betreuung der Patient ein ergänzendes Entgelt nach Maßgabe der Regelungen der Gebührenordnung für Ärzte (GOÄ) akzeptiert. Verzichtet der Patient auf dieses Wahlrecht, bestimmt der Krankenhausträger den ärztlichen Behandler. Die Leistung wird dann nicht über ein weiteres Entgelt vergütet, denn sie ist bereits Bestandteil der Allgemeinen Krankenhausleistung, also z. B. der DRG.

Bei der Wahlleistung Unterkunft kalkuliert das Krankenhaus ein Entgelt zur Vergütung dieser nichtärztlichen Wahlleistung. Regelhaft handelt es sich hierbei um einen Pauschalbetrag pro Tag der Inanspruchnahme der Leistung. Zur Unterstützung haben die Deutsche Krankenhausgesellschaft (DKG) und der Verband der privaten Krankenversicherung bereits im Jahr 2002 eine gemeinsame Empfehlung formuliert, die Preisobergrenzen für die einzelnen Wahlleistungselemente vorsieht. Sie soll sicherstellen, dass der vom Krankenhaus kalkulierte Betrag angemessen ist, und wird jährlich angepasst.

Wie die Wahlleistung Arzt ist auch die Wahlleistung Unterkunft vor der Inanspruchnahme schriftlich mit dem Patienten zu vereinbaren. Zudem dürfen die hieraus resultierenden Entgelte in keinem unangemessenen Verhältnis zu den Leistungen stehen.

Zwei Grundsätze sind bei der Erbringung und Abrechnung von Wahlleistungen zu beachten:

1. Eine Kopplung der ärztlichen Wahlleistung mit der Wahlleistung Unterkunft ist nicht erlaubt.
2. Der Patient kann die Inanspruchnahme zeitlich bspw. auf die ersten Tage nach einem operativen Eingriff befristen. Eine Verpflichtung des Patienten für die gesamte Dauer des stationären Aufenthalts ist nicht erlaubt.

Mit Hilfe eines Beispiels soll der Zusammenhang wahlärztlicher Leistungen erläutert werden:

Ein Patient der gesetzlichen Krankenversicherung wählt ergänzend zu seiner Allgemeinen Krankenhausleistung die Wahlleistung Arzt und die Wahlleistung Unterkunft.

Für die Vergütung der Allgemeinen Krankenhausleistung ermittelt das Patientenmanagement die DRG I05 A (Revision oder Ersatz des Hüftgelenkes) mit einer Bewertungsrelation in Höhe von 3,581 (Stand 2025). Unter Annahme eines Basisfallwertes in Höhe von 4500.– EUR ergibt sich ein Betrag in Höhe von

16.114,50 EUR, die dem Krankenhaus durch die gesetzliche Krankenkasse des Patienten vergütet werden.

Für die Ermittlung der Vergütung der Wahlleistung Arzt nutzt der behandelnde Arzt (in unserem Fall der Chirurgie) die GOÄ. Er recherchiert die relevanten Abrechnungsziffern, schätzt die Komplexität der Leistung anhand eines Multiplikators ein und berechnet so das Entgelt:

Ziffer	Legende	Einfachsatz	Multiplikator	Entgelt
1	Beratung – auch mittels Fernsprecher	4,66 EUR	2,0	9,32 EUR
45	Visite	4,08 EUR	2,3	9,38 EUR
650	Elektrokardiographische Untersuchung zur Feststellung einer Rhythmusstörung und/oder zur Verlaufskontrolle – gegebenenfalls als Notfall-EKG	8,86 EUR	2,3	20,38 EUR
			Summe	39,08 EUR
			Minderung 25 %	9,77 EUR
			Rechnungsbetrag	29,31 EUR

Die Darstellung der wahlärztlichen Leistung erfolgt hier lediglich schematisch. Es ist davon auszugehen, dass der behandelnde Arzt weit mehr als die o. g. Ziffern berechnet. Zudem darf jeder an der Behandlung beteiligte Arzt seine Leistung in Rechnung stellen. Dies könnten im vorliegenden Fall neben dem Chirurgen auch der Anästhesist, der Radiologe und der Labormediziner sein. Man nennt dies die Wahlarztkette. Sollte es darüber hinaus erforderlich sein, auch Ärzte außerhalb des Krankenhauses in die Behandlung einzubinden, können auch diese eine entsprechende Rechnung erstellen. Man spricht dann von der erweiterten Wahlarztkette.

Für die Wahlleistung Unterkunft (1-Bett-Zimmer) hat das Krankenhaus im Beispielfall einen Betrag in Höhe von 100.– EUR je Tag kalkuliert. Ausgehend von einem 5-tägigen Aufenthalt hat der Patient dann weitere 500.– EUR an das Krankenhaus zu zahlen.

Die für den Patienten zusätzlich entstehenden Kosten belaufen sich somit im o. g. Beispiel auf 529,31 EUR.

Verständnisfragen zu Kapitel 7

1. Aus welchen Elementen kann die allgemeine Krankenhausleistung bestehen und warum gehören belegärztliche Leistungen nicht dazu?
2. Definieren Sie den Begriff der allgemeinen Krankenhausleistung? Ist diese Definition immer gleich zu verstehen?
3. Was kann eine »vom Krankenhaus veranlasste Leistung Dritter« sein?
4. Was ist eine Wahlleistung, welche Anforderungen werden an ihre Erbringung gestellt und wie werden sie gegenüber dem Patienten berechnet?
5. Grenzen Sie pflegesatzfähige und nicht pflegesatzfähige Kosten voneinander ab und geben Sie Beispiele hierfür.

8 Somatische Entgelte im Krankenhaus

8.1 Diagnosis Related Groups

8.1.1 Gesetzliche Vorgaben und Einordnung des G-DRG-Systems

Wesen und Grundprinzip eines DRG-Systems

Wie bereits erläutert, war es das erklärte Ziel des Gesetzgebers, die Finanzierung der Betriebskosten vollständig auf eine fallorientierte Vergütung umzustellen. Bereits seit dem 01.01.2004 (optional 01.01.2003) berechnen die Krankenhäuser der Somatik ihre Leistungen in Form von fallpauschalierten Entgelten. Hierhinter steht die Philosophie, dass eine Variation der Verweildauer grundsätzlich keinen Mehr- oder Mindererlös bringen soll. Nach Maßgabe der Erkrankung bzw. Erkrankungsschwere soll vielmehr ein entsprechendes Entgelt pauschaliert berechnet werden.

Gesetzliche Anforderungen und Rahmenbedingungen

Der Gesetzgeber formulierte seinerzeit eindeutige Vorgaben für die Systemgestaltung des DRG-Systems:

- Das System sollte durchgängig, also für alle voll- und teilstationären somatischen Leistungen genutzt werden können, leistungsorientiert und pauschaliert sein. Zunächst war die Psychiatrie von diesem System ausgenommen.
- Wesentliches Merkmal ist die Abbildung von Komplexitäten und Komorbiditäten, die anhand von Relativgewichten im Bezug zu einer Basisleistung stehen. Die Abbildungen von Komplexitäten und Komorbiditäten trägt dem Umstand bestimmter Krankheitsbilder Rechnung, die mit Nebenerkrankungen ausgestaltet sein können (Komorbiditäten) und nicht immer in gleicher Krankheitsschwere – also als leichte, mittlere oder schwere Erkrankungen – vorkommen (Komplexitäten).
- Das in Bezug setzen zu einer Basisleistung finden man auch in den ambulanten Abrechnungstarifen. In einem solchen relationalen System wird eine Basisleistung mit einem Faktor definiert (im DRG-System mit dem Wert 1,0) und ein entsprechender äquivalenter Betrag festgelegt (Basisfallwert).

- Von zentraler Bedeutung war die Vorgabe des Gesetzgebers, eine bundeseinheitliche Festlegung der Entgelte und der entsprechenden Bewertungsrelationen vorzusehen. Hierüber wird der Katalog der Entgelte für die gesamte Bundesrepublik einheitlich definiert und lediglich Ausnahmen bzw. Ergänzungen für die Landesebene oder für die örtliche Behandlungsebene sind vorzusehen.
- Darüber hinaus sieht der Gesetzgeber für bundeseinheitliche Aspekte Zu- und/oder Abschläge im System vor. Hier nennt er die Notfallversorgung, die Sicherstellungs- und Vorhalteaufgaben und die Finanzierung der Ausbildungsstätten.

Insbesondere bei der Bildung von Zu- und Abschlägen entsteht jedoch ein gesundheitsökonomisches Dilemma. Soll man eher diejenigen Teilnehmer an der Versorgung belohnen, die eine entsprechende Leistung erbringen, oder diejenigen Teilnehmer, die nicht an der Leistungserbringung teilnehmen, bestrafen? Für den Fall der Belohnung einzelner Teilnehmer entsteht das finanzielle Problem, diese Belohnungsbeträge finanzieren zu müssen. Entgegen der menschlichen Natur, die grundsätzlich Belohnungssysteme bevorzugt, hat sich daher ein System herausgebildet, das die Nicht-Erbringung oder nicht vollständige Erbringung von Leistungen »bestraft«, also Abschläge vorsieht.

Einführung der Pauschalierenden Entgelte in Psychiatrie und Psychosomatik (PEPP)

Zeitlich der DRG-Einführung in der Somatik nachgelagert, sah der Gesetzgeber im Krankenhausfinanzierungsrecht auch Vorgaben für ein pauschaliertes Entgeltsystem in der Psychiatrie und Psychosomatik vor. Er forderte hier ebenfalls ein durchgängiges, leistungsorientiertes und pauschaliertes Vergütungssystem, das allerdings zunächst auf tagesbezogenen Entgelten, also auf tagesgleichen Pflegesätzen, basieren sollte.

In der Psychiatrie ist es von jeher eher problematisch, über die pauschalierte Vergütung nachzudenken. Nach Aussagen der behandelnden Ärzte und Therapeuten ist es hier noch schwerer, Patienten in einzelne Fallgruppen einzustufen. Hierbei verkennt man jedoch, dass ein DRG-System nie zum Ziel hat, den Einzelfall korrekt abzubilden. Es soll vielmehr für die gesamte Population ein »durchschnittlich gerechtes« Vergütungssystem entworfen werden.

Der Gesetzgeber versuchte daher einen Brückenschlag zum somatischen System zu formulieren, indem er bereits in der gesetzlichen Vorgabe einen Prüfauftrag hinterlegte, nach dem einerseits zu prüfen war, ob auch Leistungen der Psychiatrischen Institutsambulanzen einbezogen werden können, andererseits für bestimmte Leistungsbereiche andere Abrechnungseinheiten (z.B. Fallpauschalen) möglich sind.

In den übrigen Bestimmungen für das Entgeltsystem der Psychiatrie formulierte der Gesetzgeber die gleichen Rahmenparameter wie für das somatische System. So sollte das Vergütungssystem beispielsweise alle voll- und teilstationären Behandlungen erfassen, die Abbildung von Patientengruppen und von hieraus resultierendem Behandlungsaufwand ermöglichen, einen praktikablen Differenzierungsgrad besitzen und anhand von Relativgewichten im Verhältnis zu einer Bezugsleistung bewertet werden können.

Nach dem Willen des Gesetzgebers sollte das neue System in Fachkrankenhäusern und Abteilung an somatischen Krankenhäusern eingeführt werden. Erfasst würden dann Leistungen der Psychiatrie, der Psychotherapie, der Kinder- und Jugendpsychiatrie, der Kinder- und Jugendpsychotherapie, der psychosomatischen Medizin und der Psychotherapie.

Nach dem Auftrag des Gesetzgebers sollten die Spitzenverbände auf der Bundesebene bis zum 31.12.2009 die Grundstrukturen des Vergütungssystems und das Verfahren zur Entwicklung von Bewertungsrelationen festlegen. Ab dem 01.01.2013 trat das System dann budgetneutral (also unter Anwendung der neuen Entgelte, aber ohne Veränderung der bisherigen Budgethöhe) in Kraft.

Für den Fall einer Nichteinigung der Spitzenverbände auf Bundesebene war auch hier eine Ersatzvornahme durch das Bundesministerium für Gesundheit und Sozialordnung (BMGS) vorgesehen.

Wie auch im System der Somatik sollte eine entsprechende Begleitforschung erfolgen.

Internationale Verbreitung des DRG-Systems

Das System der DRGs ist keine deutsche Erfindung! Bereits in den 1960er-Jahren wurden in den Vereinigten Staaten erste Forschungsprojekte umgesetzt, die in den folgenden Jahren sukzessive über den gesamten Globus (in unterschiedlichsten Modifikationen) Grundlage für die jeweils nationalen Entgeltsysteme waren. Es existieren daher zahlreiche internationale Dialekte.

Allen Systemen ist bis heute gleichgeblieben, dass es sich um Klassifikationssysteme für alle Behandlungsfälle handelt. Hierbei lassen sich sogenannte Reine Systeme von Refined-Systemen unterscheiden.

- Während sich die Reinen Systeme allein am notwendigen Ressourcenbedarf für die Behandlung des Patienten orientieren und lediglich ökonomische Sachverhalte berücksichtigen,
- beinhalten Fallpauschalen in Refined-Systemen zusätzlich zu den ökonomischen Inhalten auch medizinische Sachverhalte. So ist beispielsweise das aktuell gültige deutsche DRG-System in der Somatik ein Refined-System.

In allen Systemen werden die Patienten der Grundgesamtheit nach Hauptgruppen eingeteilt (sogenannte MDCs – Major Diagnostic Categories). Jedes System wird nach Diagnosegruppen unterteilt und in der Regel nach Leistungen mit Operation bzw. Prozedur und ohne Operation bzw. Prozedur untergliedert. Darüber hinaus wird die einzelne Leistung anhand eines Komplexitätsgrades unterschieden.

8.1.2 Grundlagen des G-DRG-Systems

Hierarchischer Aufbau des Systems

Jedes DRG-System ist als Top-down-System ausgelegt. Das bedeutet im Einzelnen:

- Mit der Einstufung des Patienten durch den Behandler in eine Hauptgruppe (MDC) beginnt bereits der Klassifikationsprozess.
- Innerhalb dieser Hauptgruppe erfolgt eine Verfeinerung nach Maßgabe vorhandener Partitionen. Dies können beispielsweise Partitionen sein, die Behandlungsfälle mit und ohne Operationsnotwendigkeit zusammenführen.
- Hiernach erfolgt die Einstufung des einzelnen Behandlungsfalles in einen Schweregrad, der je nach DRG-System zwischen 1 bis n Schweregraden differenziert werden kann.
- Je nach Ausprägung des aktuell gültigen DRG-Kataloges ergibt sich im letzten Schritt die maßgebliche DRG für den Patienten.

Abbildung 8.1 veranschaulicht dieses System (▶ Abb. 8.1).

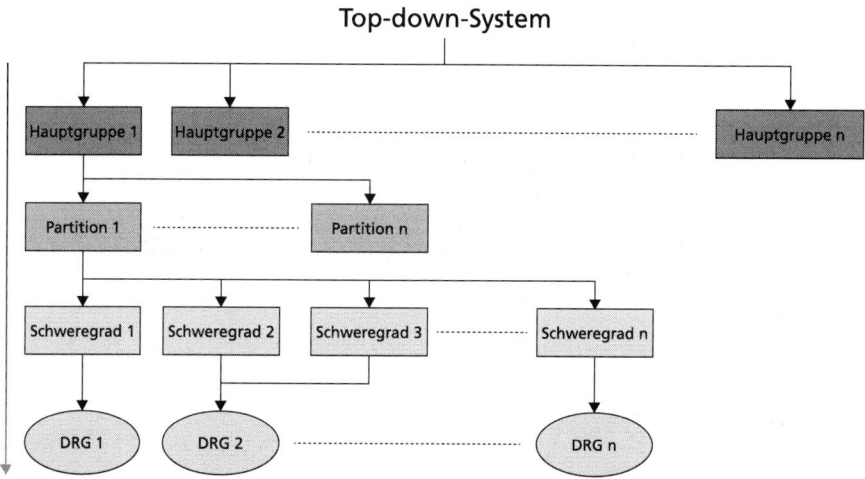

Abb. 8.1: Top-down-System der DRGs

Allerdings darf man nicht vergessen, dass kein noch so gut durchdachtes DRG-System für alle Ausnahmefälle der Patientenbehandlung ein geeignetes Entgelt vorsehen kann. Es soll ja »im Durchschnitt gerecht sein«. Für diese Fälle sind im DRG-System Restleistungen vorgesehen, die von der Syntax her mit dem nummerischen Wert »9« beginnen. Gründe für die Einstufung in eine derartige 9er-DRG sind u. a. das Nichtvorhandensein eines entsprechenden Entgeltes oder eine unzureichende Verschlüsselung des entsprechenden Behandlungsfalles. Während die erste Möglichkeit nicht problematisch für die spätere Vergütung der Leistung wäre, wäre eine mangelhafte Verschlüsselung der Leistung in jedem Fall als problematisch einzustufen und würde in der Regel zu einer Rückfrage der zahlungspflichtigen Sozialleistungsträger bzw. des Medizinischen Dienstes führen.

Jedes DRG-System wird durch die Anwendung von Hauptgruppen – sogenannten Major Diagnostic Categories (MDCs) – strukturiert (▶ Tab. 8.1):

- Im deutschen DRG-System existieren 24 Hauptgruppen, eine Vorgruppe und eine Gruppe für die Abbildung von Fehlern.
- Allen Gruppen ist ihre Strukturierung anhand eines alphabetischen Gruppencodes gemeinsam.
- Zwei Ausnahmen bilden die Gruppe der Sonstigen DRGs und der Fehler-DRGs, welche mit dem nummerischen Wert »8« bzw. »9« abgebildet werden.

Tab. 8.1: Schematische Darstellung der MDCs im G-DRG-System (InEK 2024)

MDC	Code	Bezeichnung
00	A	Prä-MDC
01	B	Krankheiten und Störungen des Nervensystems
02	C	Krankheiten und Störungen des Auges
03	D	Krankheiten und Störungen des Ohres, der Nase, des Mundes und des Halses
04	E	Krankheiten und Störungen der Atmungsorgane
05	F	Krankheiten und Störungen des Kreislaufsystems
06	G	Krankheiten und Störungen der Verdauungsorgane
07	H	Krankheiten und Störungen an hepatobiliärem System und Pankreas
08	I	Krankheiten und Störungen an Muskel-Skelett-System und Bindegewebe
09	J	Krankheiten und Störungen an Haut, Unterhaut und Mamma
10	K	Endokrine, Ernährungs- und Stoffwechselkrankheiten
11	L	Krankheiten und Störungen der Harnorgane
12	M	Krankheiten und Störungen der männlichen Geschlechtsorgane
13	N	Krankheiten und Störungen der weiblichen Geschlechtsorgane
14	O	Schwangerschaft, Geburt und Wochenbett
15	P	Neugeborene
16	Q	Krankheiten des Blutes, der blutbildenden Organe und des Immunsystems
17	R	Hämatologische und solide Neubildungen
18 A	S	HIV
18 B	T	Infektiöse und parasitäre Erkrankungen
19	U	Psychische Krankheiten und Störungen

Tab. 8.1: Schematische Darstellung der MDCs im G-DRG-System (InEK 2024) – Fortsetzung

MDC	Code	Bezeichnung
20	V	Alkohol- und Drogengebrauch und alkohol- und drogeninduzierte psychische Störungen
21 A	W	Polytrauma
21 B	X	Verletzungen, Vergiftungen und toxische Wirkungen von Drogen und Medikamenten
22	Y	Verbrennungen
23	Z	Faktoren, die den Gesundheitszustand beeinflussen, und andere Inanspruchnahme des Gesundheitswesens
24	8	Sonstige DRGs
	9	Fehler-DRG, nicht gruppierbar

Wie in anderen Tarifwerken oder Entgeltsystemen auch, ist die Gruppierung nach diesen Hauptgruppen von einer bestimmten Ordnung geprägt. Im deutschen DRG-System wurde eine Mischung aus Organ- und Fachgebietsorientierung gewählt.

So existiert beispielsweise die Hauptgruppe C für die Augenheilkunde oder die Hauptgruppe F für das Kreislaufsystem. Neben der reinen Sortierung des Katalogs besitzt die Vergabe des Hauptgruppencodes eine sehr praktische Bedeutung. Er stellt zugleich die erste Stelle der DRG-Nomenklatur dar.

Zwei Gruppen wurden aus Gründen der Systematisierung geteilt. So existiert eine Gruppe 18 A/S für Infektionen und parasitäre Erkrankungen (HIV) und eine Gruppe 18B/T für infektiöse und parasitäre Erkrankung sowie eine Gruppe 21 A/W für Verletzung und Vergiftung (Polytrauma) bzw. 21B/X für Verletzung und Vergiftungen.

Grundbegriffe des DRG-Systems

Für den weiteren Fortgang der Darstellung ist es zunächst erforderlich, die wesentlichen Grundbegriffe eines jeden DRG-Systems zu erläutern.

Relativgewicht

Das Relativgewicht (engl. cost-weight) oder die Bewertungsrelation stellt den Dezimalwert für die Erkrankungsschwere des einzelnen Patienten bzw. für die ihm zugewiesene DRG nach erfolgter Untersuchung durch den Arzt dar. Das Relativgewicht wird mit dem Buchstaben »CW« abgekürzt und bildet das Resultat eines algorithmischen Zuordnungsvorgangs. Jede einzelne DRG besitzt ein Relativgewicht.

- Ist die Leistung der DRG exakt so hoch wie eine mittlere (Referenz-)Leistung, erhält sie den Wert 1,0.
- Ist die Leistung kostenmäßig bzw. auch morbiditätsorientiert günstiger einzustufen, liegt der Wert unter 1,0.
- Ist die Einstufung höher als die mittlere Leistung, liegt der Wert über 1,0.

Summe der Relativgewichte

Die Summe der Relativgewichte wird als Case-Mix (CM) bezeichnet. Er drückt die Summe der vorgenannten Relativgewichte in einer betrachteten Grundgesamtheit aus. Die Formel hierfür lautet:

$$CM = \sum_{i=1}^{n} CW_i$$

Mittlere Fallschwere

Die mittlere Fallschwere (engl. Case-Mix-Index) stellt einen statistischen Wert dar, der mit den Buchstaben »CMI« abgekürzt wird. Problematisch ist hierbei die Bildung des Wertes, da er mit Hilfe der Division des Case-Mix durch die behandelte Fallzahl (FZ) ermittelt wird. Wie hinlänglich bekannt, kann die rein arithmetische Ermittlung des Mittelwertes dazu führen, dass dieser Mittelwert in der Grundgesamtheit überhaupt nicht vorhanden ist.

Vereinfacht sei dies an den Werten »1« und »2« veranschaulicht. Bildet man hieraus den Mittelwert in Höhe von 1,5, so ist dieser rechnerisch korrekt, allerdings besitzt die Grundgesamtheit dieses Element nicht. Es stellt lediglich die Zusammenführung der Grundgesamtheit auf einen virtuellen Punkt dar. Von daher sollte er auch in der praktischen Umsetzung nicht zu hoch bewertet werden bzw. zu Aussagen verführen, dass Grundgesamtheiten mit gleichem Case-Mix-Index auch gleich sind. Die Formel hierfür lautet:

$$CMI = \frac{CM}{FZ}$$

Anhand eines einfachen Beispiels soll dies erläutert werden (▶ Tab. 8.2):

Gegeben sei die nachfolgende Verteilung mit 3 unterschiedlichen DRG-Gruppen, die jeweils ein eigenes Relativgewicht und eine definierte Anzahl an Leistungen beinhaltet. Die Leistung 1 mit einem Relativgewicht von 1,5 und einer Anzahl von 20 Leistungen ergibt somit einen Case-Mix (CM) für diese Leistung in Höhe von 30 Bewertungsrelationen. Für die beiden weiteren Leistungen gilt dies analog.

Kumuliert man den Case-Mix der einzelnen Leistungen zu einer Gesamtsumme, erhält man mit 80 Bewertungsrelationen den Case-Mix für die Musterverteilung.

Dividiert man schließlich den Case-Mix (80) durch die Anzahl aller Fälle (40), erhält man die mittlere Fallschwere, den Case-Mix-Index, in Höhe von 2,0 Bewertungsrelationen.

Tab. 8.2: Darstellung einer DRG-Verteilung

DRG	Relativgewicht	Anzahl	Relativgewicht × Anzahl
1	1,5	20	30
2	3,0	10	30
3	2,0	10	20
Summen		40	80

Basisfallwert

Der Basisfallwert stellt einen mittleren Fallpreis zur Bewertung der einzelnen DRG im Entgeltsystem dar. Er wird im deutschen DRG-System mit den Buchstaben »BFW«, im originären DRG-System mit dem Buchstaben »br« (engl. base rate). Er bezieht sich auf das Relativgewicht 1,0, wird jährlich im Rahmen der Verhandlungen auf Bundesebene zwischen den Krankenkassen und der Deutschen Krankenhausgesellschaft vereinbart und stellte bis zum Jahr 2014 eine landesweite Größe dar. Ab dem Jahr 2015 wurden die 16 Landesbasisfallwerte sukzessive durch einen Bundesbasisfallwert ersetzt.

Anhand eines einfachen Beispiels soll die Erlösermittlung für eine DRG veranschaulicht werden:

Auf Basis einer algorithmischen Zuordnung ergab sich für einen Patienten ein Relativgewicht (CW) von 2,0.

Wird dieser Wert mit einem Basisfallwert (BFW) in Höhe von 4.000.– EUR multipliziert, so ergibt sich ein Erlös für eben diese Patientenbehandlung in Höhe von 8.000.– EUR.

Relativgewicht (CW)	Basisfallwert (BFW)	Erlös (E)
2,0	4.000.–	8.000.–

Diesen Betrag erhält das berechnende Krankenhaus vom zuständigen Sozialleistungsträger bzw. vom Patienten für die gesamte Behandlung.

8.1.3 Katalog der DRG-Entgelte

Herkunft und der Aufbau des G-DRG-Kataloges

Zur Nutzung des deutschen aG-DRG-System (»a« steht für die Ausgliederung der tagesbezogenen Bewertungsrelationen für Pflegeerlöse und »G« steht für German) als Entgeltsystem ist ein Entgeltkatalog erforderlich. Abbildung 8.2 zeigt exemplarisch einen Auszug (Zeile) des deutschen DRG-Kataloges (▶ Abb. 8.2).

Sortierkriterium in diesem Katalog ist die einzelne DRG (im vorliegenden Fall die DRG G18 A – Spalte 1). Hieran schließt sich der Ausweis der Zugehörigkeit zu einer Partition innerhalb des DRG-Kataloges an. Zu unterscheiden sind die Partitionen »O«, »M« und »A« (Spalte 2). Hierbei steht

- der Buchstabe »O« für eine Fallpauschale, die eine Operation beinhaltet (operative Partition),
- der Buchstabe »M« für eine medizinische Fallpauschale; dies sind Leistungen, die in der Regel nicht in dem Bereich der Operationen fallen (medizinische Partition);
- der Buchstabe »A« für andere Fallpauschalen, die im Wesentlichen besondere Konstellationen (z. B. Langzeit-Monitoring oder Koloskopien) abbilden (A = andere Partition).

Spalte 3 nennt die Bezeichnung bzw. Erläuterung der einzelnen DRG. Für Laien ist das sehr schwer zu verstehen, da lediglich Oberbegriffe und nicht einzelne Leistungen (z. B. Dünndarmresektionen) ausgewiesen werden.

Wesentlich ist der Ausweis der Bewertungsrelation (auch: Relativgewicht oder Kostengewicht) in Spalte 4. Sie gibt an, welchen Betrag ein Krankenhaus grundsätzlich für die DRG gegenüber dem Zahlungspflichtigen in Rechnung stellen kann. Im vorliegenden Fall ist es der Dezimalwert 3,978.

Im Falle einer hauptamtlichen Fachabteilung mit Unterstützung einer Beleghebamme kann Spalte 5 die Höhe der (dann geminderten) Bewertungsrelation entnommen werden. Gemindert deshalb, da Beleghebammen und Entbindungspfleger eine eigene Gebührenordnung haben und nicht über die (vollstationäre) DRG vergütet werden.

Die Angabe der mittleren Verweildauer in Spalte 6 stellt ebenfalls einen Dezimalwert dar, der in Tagen ausgedrückt die statistisch ermittelte mittlere Verweildauer für diese Fallpauschale angibt. Zudem ist er auch für spätere Abrechnungszwecke von Relevanz.

Die folgenden Spalten sind in Kombination zu sehen. Zunächst wird die sogenannte untere Grenzverweildauer in den Spalten 7 und 8 ausgewiesen. Sie stellt das Tagemaß (Spalte 7) dar (hier: 5), ab dem die Bewertungsrelation um die nachfolgend ausgewiesene Bewertungsrelation je Tag (Spalte 8) zu kürzen ist. Ein entsprechender Ausweis erfolgt für die obere Grenzverweildauer in den Spalten 9 und 10.

Die Spalten 11 bis 13 dienen den später noch zu erläuternden Abrechnungsbestimmungen. Exemplarisch sei an dieser Stelle bereits Spalte 13 erläutert. Sie weist

8 Somatische Entgelte im Krankenhaus

DRG	Partition	Bezeichnung [6]	Bewertungsrelation bei Hauptabteilung	Bewertungsrelation bei Hauptabteilung und Beleghebamme	Mittlere Verweildauer [1]	Untere Grenzverweildauer: Erster Tag mit Abschlag [2, 5]	Untere Grenzverweildauer: Bewertungsrelation pro Tag	Obere Grenzverweildauer: Erster Tag mit zusätzlichem Entgelt [3, 5]	Obere Grenzverweildauer: Bewertungsrelation pro Tag	Externe Verlegung Abschlag pro Tag (Bewertungsrelation)	Verlegungsfallpauschale	Ausnahme von Wiederaufnahme [4]	Pflegeerlös Bewertungsrelation pro Tag
1	2	3	4	5	6	7	8	9	10	11	12	13	14
...	...	...	...	...	...	...	...	...	...	...	...	...	...
G18A	O	Bestimmte Eingriffe an Dünn- und Dickdarm oder Anlegen eines Enterostomas oder andere Eingriffe am Darm oder an abdominalen Gefäßen mit bestimmtem hochkomplexem Eingriff oder Diagnose oder mit endorektaler Vakuumtherapie	3,978	-	19,0	5	0,349	37	0,077	0,104	-	-	1,0340
...	...	...	...	...	...	...	...	...	...	...	...	...	...

Abb. 8.2: Auszug aus aG-DRG-Katalog 2025 (DRG G18 A) (InEK 2024, © 2024 by Institut für das Entgeltsystem im Krankenhaus GmbH)

das Kennzeichen »Verlegungs-Fallpauschalen« aus. Es besagt, dass das Entgelt im Falle einer kooperativen Leistungserbringung von der (später noch zu erläuternden) Abrechnungsregel »Erlösaufteilung« ausgenommen ist.

Spalte 14 ist die »jüngste Spalte« des DRG-Katalogs. Sie wurde erstmalig mit dem DRG-Katalog 2020 eingeführt, um mehr Transparenz über die pflegerelevanten Inhalte einer DRG zu bekommen. Der Grund war die separate Verhandlung des Pflegebudgets.

Aufgaben und Aufbau weiterer Kataloge

Wie bereits erläutert, ist der DRG-Katalog ein integraler Bestandteil des deutschen DRG-Systems. Allerdings existiert nicht nur ein Katalog, sondern es existieren mehrere. Grundlage für die einzelnen Kataloge ist die sogenannte Fallpauschalenvereinbarung (FPV), die die Abrechnungsbestimmungen für die Anwendung der DRGs festlegt. Bestandteil der FPV sind acht Anlagen, die unterschiedlichste Entgeltkataloge für unterschiedlichste Sachverhalte umfassen. So beinhaltet beispielsweise

- Anlage 1a die Leistungen des DRG-Katalogs für hauptamtlich geführte Fachabteilungen,
- Anlage 1b die Leistungen des DRG-Katalogs für belegärztlich geführte Fachabteilungen,
- Anlage 1c die teilstationären DRGs,
- Anlage 1d Bewertungsrelationen mit gezielter Absenkung in Abhängigkeit der Median-Fallzahl für hauptamtlich geführte Fachabteilungen und
- Anlage 1e Bewertungsrelationen mit gezielter Absenkung in Abhängigkeit der Median-Fallzahl für belegärztlich geführte Fachabteilungen.

Die Anlagen 2 bis 6 der FPV beinhalten Zusatzentgelte, die entweder für alle Krankenhäuser (auf der Bundesebene), für ein bestimmtes Bundesland oder für ein einzelnes Krankenhaus gelten können.

Anlage 7 widmet sich der Zuordnung der Zusatzentgelte zu einzelnen Blutgerinnungsstörungen und Anlage 8 liefert ergänzende Informationen zur Abrechnung von einzelnen bewerteten Zusatzentgelten.

In Abbildung 8.3 werden die einzelnen Anlagen der Fallpauschalenvereinbarung noch einmal im Überblick dargestellt (▶ Abb. 8.3).

Die FPV wird jährlich zum Stichtag 30. September von den Spitzenverbänden auf der Bundesebene vereinbart. Im Falle einer nicht möglichen Vereinbarung erfolgt eine Ersatzvornahme durch das Bundesministerium für Gesundheit.

Der DRG-Katalog besteht (Stand 2025) aus ca. 1.300 Entgelten, deren Spannweite zwischen der günstigsten und der teuersten Leistung zwischen 0,156 (DRG I66H: Andere Erkrankungen des Bindegewebes oder Frakturen an Becken und Schenkelhals, Alter > 5 Jahre, ein Belegungstag) und 43,924 (DRG A18Z: Beatmung > 999 Stunden und Transplantation von Leber, Lunge, Herz und Knochenmark oder Stammzelltransfusion) liegt.

8 Somatische Entgelte im Krankenhaus

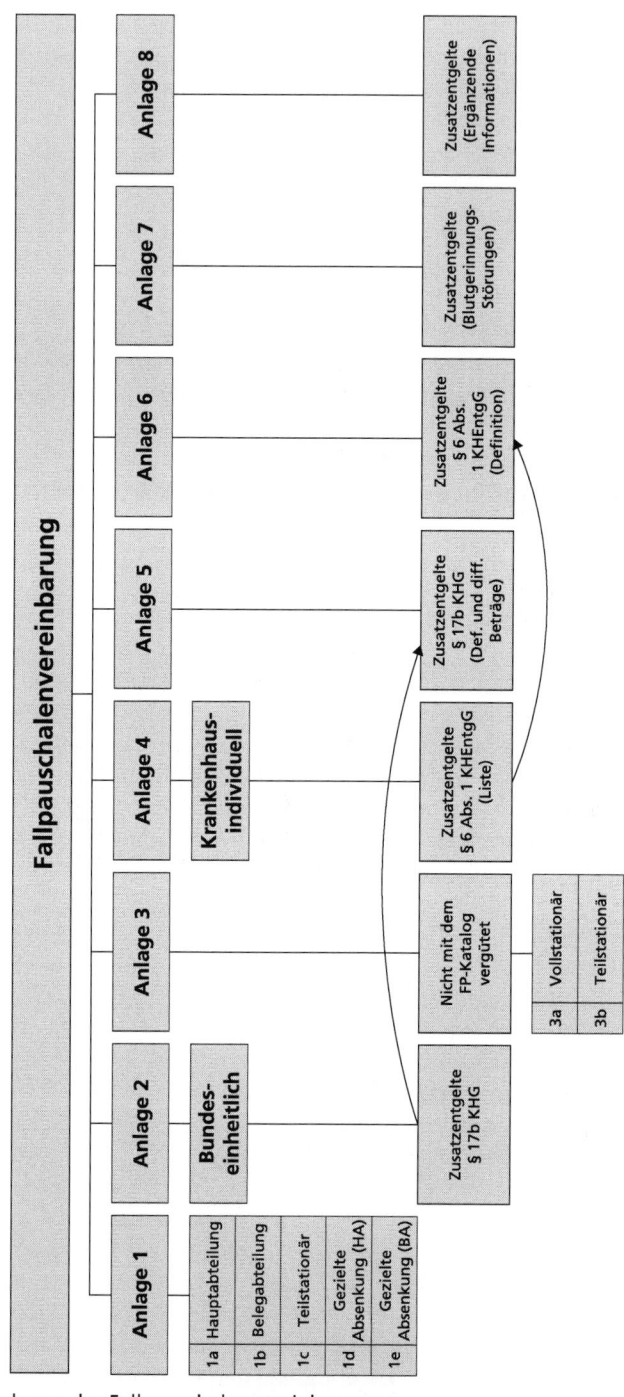

Abb. 8.3: Anlagen der Fallpauschalenvereinbarung

Die Intervallgrenzen dieser Spannweite sind jedoch nicht als Obergrenzen im Sinne der Abrechnung zu verstehen. Insbesondere der Maximalbetrag kann im Einzelfall weit überschritten werden, falls die Verweildauer über die obere Grenzverweildauer hinaus verlängert wird.

Ermittlung und Pflege der Relativgewichte

Die Ermittlung des Entgeltkataloges und der dort ausgewiesenen Bewertungsrelationen erfolgt auf Basis bundesdeutscher Daten, die von einer ausgewählten Gruppe beteiligter Kalkulationskrankenhäuser (ca. 250) erhoben werden.

Während sämtliche Krankenhäuser in Deutschland verpflichtet sind, ihre Abrechnungsdaten zu übermitteln, müssen die Kalkulationskrankenhäuser darüberhinausgehend ihre Istkosten übermitteln. Hierzu wurde von Seiten des DRG-Instituts (InEK) ein einheitliches Kalkulationsschema auf der Bundesebene vorgegeben (InEK 2016). Mit Hilfe dieser Daten erfolgt die jährliche Überprüfung und Fortschreibung bzw. Weiterentwicklung der Relativgewichte des Entgeltkataloges.

Zur Finanzierung des Systems selbst wurde ein eigenes Gesetz erlassen. Das sogenannte DRG-Systemzuschlags-Gesetz aus dem Jahr 2001 widmet sich im Kern der Anpassung des Systems an der Versorgungsstruktur in der Bundesrepublik, dient der Kalkulation der Pauschalen und ermöglicht seinerzeit die Einführung und Pflege des Systems.

Die Finanzierung des Systems an sich erfolgt in einem zweistufigen System:

1. Jährlich jeweils prospektiv ermitteln die Vertragsparteien auf der Bundesebene einen Betrag (DRG-Systemzuschlag) je Behandlungsfall. Diesen Betrag setzt dann das einzelne Krankenhaus jeweils je Patient einmal auf seine Krankenhausrechnung. Die Rechnung wird inklusive des Finanzierungsbetrages vom zuständigen Sozialleistungsträger bzw. vom Patienten selbst bezahlt.
2. Den zufließenden Erlös für die Behandlung behält das Krankenhaus, den vergüteten Betrag zur Finanzierung des Systems reicht es jeweils halbjährlich und für die Patienten eines Halbjahres kumuliert an das InEK weiter.

Auf diese Weise wird sichergestellt, dass jeder Sozialleistungsträger bzw. jeder Patient verursachungsgerecht nach Inanspruchnahme der Leistungen mit der Finanzierung des Systems belastet wird. Der DRG-Systemzuschlag (Stand 2025: 1,73 EUR) unterteilt sich in:

- 1,36 EUR für die Finanzierung der pauschalierten Zahlungen für die an der Kalkulation teilnehmenden Krankenhäuser und
- 0,37 EUR für die Finanzierung des InEK.

8.1.4 Erlösbildung der DRGs

Erlösfunktion einer DRG

Wie bereits erwähnt, ist die sehr modellorientierte Betrachtung einer vollpauschalierten Vergütung im Rahmen einer Fallpauschale nur in Grenzen umsetzbar. Ausreißer der Therapie nach unten oder nach oben müssen zum Schutz des Zahlungspflichtigen (Krankenkasse, Versicherung, Patient) ebenso wie zum Schutz des Leistungserbringenden (Krankenhaus) Berücksichtigung finden.

Hierzu hat der Gesetzgeber im DRG-Katalog mit der Angabe der oberen und unteren Grenzverweildauer Begrenzungen vorgesehen, zwischen denen sich der Erlös der Fallpauschale linear verhält. Im Bereich der unteren Grenzverweildauer vermindert, im Bereich der oberen Grenzverweildauer erhöht er sich.

Betrachtet man diesen Effekt konkret anhand des vorgenannten Ausschnittes aus dem G-DRG-Katalog (▶ Abb. 8.2), so wäre im vorliegenden Fall bei einer Verweildauer von 5 Tagen die Bewertungsrelation in Höhe von 3,978 um 1 Tag (also um 0,349 Bewertungsrelationen) zu mindern. Würde der Patient das Krankenhaus bereits am 4. Tag verlassen, wäre die Bewertungsrelation um 2 × 0,349 = 0,698 zu mindern, sodass das Krankenhaus folgende Bewertungsrelation erhielte:

- CW = 3,978 − (2 × 0,349) = 3,28

Bei der oberen Grenzverweildauer verhält es sich analog. Wird sie erreicht (im konkreten Fall am 37. Tag), erhält das Krankenhaus je Tag einen Zuschlag von 0,077 Bewertungsrelationen, bei Überschreitung um 1 Tag ergibt sich somit eine Bewertungsrelation von

- 3,978 + (1 × 0,077) = 4,055

Übersteigt die Verweildauer mehrere Tage, werden diese analog mit der ausgewiesenen Bewertungsrelation multipliziert und hinzugerechnet.

Zu beachten ist, dass jeder DRG im Rahmen der bundeseinheitlichen Vorgabe eine eigene untere, eine eigene obere und eine eigene mittlere Verweildauer beigegeben wird, die sich, wie alle anderen Daten des Katalogs auch, jährlich nach Maßgabe der InEK-Kalkulation verändern kann.

Abschließend kann der Funktionsverlauf anhand der Darstellung in Abbildung 8.4 verdeutlicht werden (▶ Abb. 8.4).

Ausgehend von einer mittleren Verweildauer nach der Vorgabe des aDRG-Katalogs trägt die Erlösfunktion dem Sachverhalt Rechnung, dass eine DRG-Vergütung keine auf den Behandlungstag exakt fixierte Vergütung darstellt. Mit Hilfe einer Bandbreite zwischen zwei Grenzen, der unteren und oberen Grenzverweildauer, vergütet der Erlös grundsätzlich alle Behandlungsdauern zwischen diesen Grenzen mit derselben Bewertungsrelation. Bis zum Erreichen dieses begrenzten Bereichs (im Beispielfall ist es der 6. Tag der Behandlung) steigt die Funktion stetig an. Vom 6. (einschl.) bis zum 36. Tag (einschl.) verläuft sie konstant und mit dem

8.1 Diagnosis Related Groups

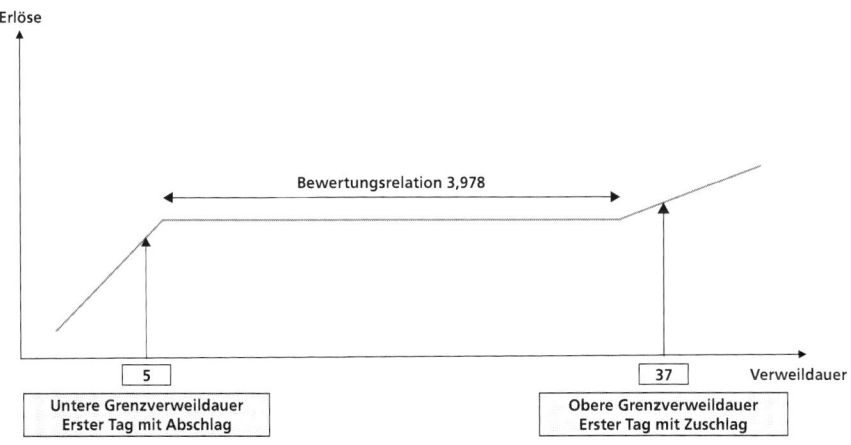

Abb. 8.4: Erlösfunktion der DRG

37. Tag steigt sie im Bereich der dann erreichten oberen Grenzverweildauer erneut an.

Deutlich zu erkennen ist eine Asymmetrie beim Steigen der Erlösfunktion. Übersetzt bedeutet dies: Das System »bestraft verweildauerverkürzende Effekte« stärker (untere Grenzverweildauer), als es »verweildauerverlängernde Effekte belohnt« (obere Grenzverweildauer).

Die bereits erwähnte »jüngste Spalte« 14 des DRG-Katalogs gibt den Pflegeerlös an. Aufgrund der Struktur der Vergütung verläuft deren Funktion linear und steigt somit je Tag um den genannten Faktor an. Der Gesetzgeber hatte den Vertragsparteien aufgegeben, das Pflegebudget separat zu verhandeln. Betrachtet man hiernach den Gesamterlös für die aDRG in Kombination mit dem Pflegeerlös, ergibt sich das in Abbildung 8.5 dargestellte Schaubild (▶ Abb. 8.5).

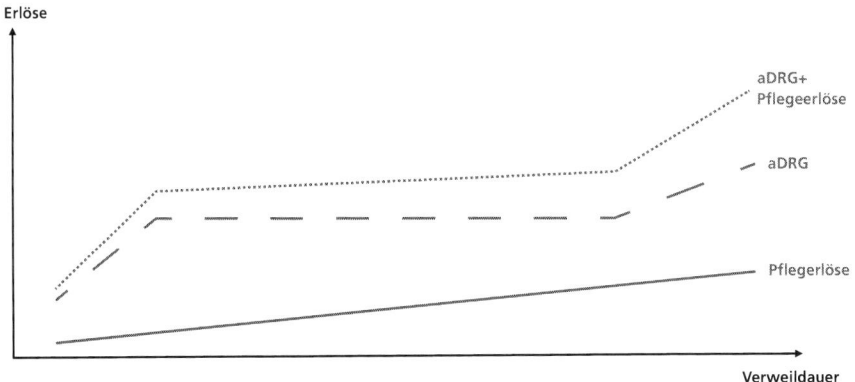

Abb. 8.5: Erlösfunktion der DRG inkl. Pflegeerlös

8 Somatische Entgelte im Krankenhaus

Nomenklatur der DRG

Die Nomenklatur der DRGs ergibt sich aus einer vierstelligen alphanumerischen Systematik.

- Die erste Stelle bezeichnet die Hauptgruppe (MDC), zu der die DRG gehört. Gemäß der Einteilung des DRG-Katalogs beginnt jede DRG entweder mit einem Buchstaben oder mit der Zahl »9« (Fehler-DRG).
- Die zweite und dritte Stelle beschreibt die Basis-DRG. Im deutschen System grenzen sie die einzelnen Partitionen zueinander ab. Im ursprünglichen System der australischen AR-DRGs wurde hierbei eine Trennung zwischen chirurgischen DRGs (01–39), sonstigen (nicht operativen) DRGs (40–59) und medizinischen DRGs (60–99) vorgenommen. Seit Einführung des deutschen Systems weicht insbesondere die Trennung zwischen chirurgischen und sonstigen DRGs auf.
- Die vierte Stelle beschreibt den Schwere- oder Komplexitätsgrad der einzelnen DRG. Er wird ebenfalls anhand eines Buchstabens beschrieben. Er kann grundsätzlich bei jeder DRG beliebig viele Ausprägungen annehmen. Allerdings legt das InEK die Art und Anzahl der Ausprägungen im Rahmen einer jährlichen Anpassung auf Grundlage einer begleitenden Datenübermittlung der Krankenhäuser nach § 21 Krankenhausentgeltgesetz (KHEntgG) fest. Es ist somit denkbar, dass eine DRG die Komplexitätsgrade A, B und C besitzt, eine andere DRG die Komplikationsgrade A bis H.
- Eine Sonderrolle nimmt der Komplexitätsgrad »Z« ein. Er wird für DRGs vergeben, die keine Komplexitätsgradaufteilung aufweisen, also nur in einem einzigen Ausprägungsgrad existieren.

Zu beachten ist, dass die Aufgliederung nach Komplexitätsgraden für die einzelne DRGs jeweils nur für ein Jahr festgelegt wird.

Im Rahmen der Begleitforschung kann es sein, dass eine DRG, die in einem Jahr in die Komplexitätsgrade A, B, C, D und E unterteilt wird, im nächsten Jahr lediglich in die Komplexitätsgrade A, B und D unterteilt ist. Man nennt dies eine Zusammenführung.

Andererseits ist es denkbar, dass eine DRG, die in einem Jahr nur den Komplexitätsgrad Z ausweist, im Folgejahr mehrere Ausprägungen erfährt. Man nennt dies ein Splitting.

DRG-Zusammenführung und DRG-Splitting erfolgen jeweils nach Maßgabe der mit den Entgelten erfassten Morbidität. Sie sollen eine sachgerechte Aufgliederung des DRG-Kataloges sicherstellen (▶ Abb. 8.6).

8.1 Diagnosis Related Groups

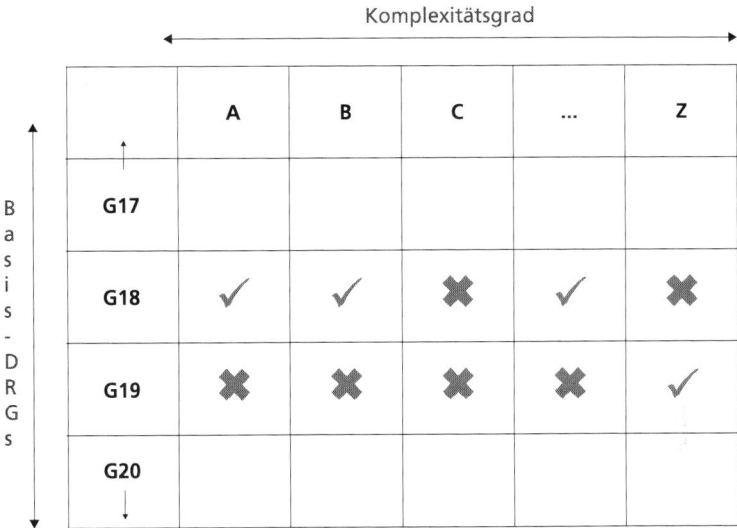

Abb. 8.6: Zusammenhang von Basis-DRG und Komplexität

Entgeltfindung mittels Grouper

Definition des Klassifikationssystems

Ein Klassifikationssystem ist eine Anordnung von Begriffen in Klassen und ihre Unterteilungen, die die semantische Beziehung dieser Begriffe ausdrückt.[3] Die Klassen werden durch ein Zeichensystem ausgedrückt. Das Klassifikationssystem dient der Ordnung von Objekten, die in mindestens einem gemeinsamen Merkmal übereinstimmen (klassenbildendes Merkmal). Die Herstellung der Ordnung erfolgt mit Hilfe einer strukturierten Klassenbildung (Klassifizierung). Werden die gebildeten Klassen zueinander in Beziehung gesetzt, entsteht eine Klassifikationshierarchie, ein Klassifikationssystem.

Medizinische Klassifikationen strukturieren die systematische Ordnung des medizinischen Wissens. Sie dienen der Dokumentation von Diagnose und Therapie, der statistischen Darstellung von Behandlungsergebnissen oder der Kommunikation medizinischer Sachverhalte in Verwaltungssystemen. Darüber hinaus erleichtern medizinische Klassifikationssysteme die Recherche in medizinischen Dokumentationssystemen.

---

3 Vgl. Normenausschuss Bibliotheks- und Dokumentationswesen: DIN 32705, 1987, ICS 01.140.20

Erfassung der Diagnosen mit Hilfe des Diagnosenschlüssels

Die Angabe der Diagnose stellt eine Bedingung für die Abrechnung der stationären Leistung dar. Ebenso wie die ambulanten Leistungserbringer müssen auch die Krankenhäuser die Abrechnungsunterlagen um die Angabe der Diagnose(n) ergänzen. Die Erfassung mindestens einer Diagnose stellt zudem eine Grundvoraussetzung für das noch zu erläuternde Grouping dar.

Die internationale statistische Klassifikation der Krankheiten und verwandter Gesundheitsprobleme (ICD) wird im Auftrag des Bundesministeriums für Gesundheit durch das Bundesinstitut für Arzneimittel und Medizinprodukte (BfArM) ins Deutsche übersetzt und herausgegeben (▶ Abb. 8.7). Zur Abbildung der Diagnosen, also der Dokumentation der ärztlichen Beobachtung, wird die internationale statistische Klassifikation der Krankheiten und verwandter Gesundheitsprobleme, 10. Revision, German Modification (ICD-10-GM) verwendet.

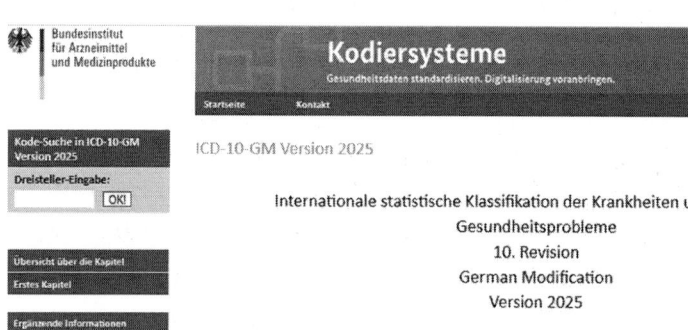

Abb. 8.7: Beispielhafte Darstellung der Klassifikation nach ICD-10-GM

Erfassung der Prozeduren mit Hilfe des Operationenschlüssels

Das Bundesinstitut für Arzneimittel und Medizinprodukte (BfArM) gibt auch die deutsche Fassung des Operationen- und Prozedurenschlüssel (OPS) im Auftrag des Bundesministeriums für Gesundheit zur Erfüllung der Dokumentationspflichten nach § 301 SGB V heraus. Der Anwendungsbereich des Operationenschlüssels erstreckt sich auf die Klassifikation von Behandlungsmaßnahmen im stationären und im ambulanten Sektor. Ebenso wie bei der Verschlüsselung der Diagnosen nach der International Classification of Diseases leiten sich aus § 301 SGB V Dokumentationspflichten für durchgeführte Behandlungsmaßnahmen ab (▶ Abb. 8.8).

Zugelassene Krankenhäuser sind verpflichtet, den Krankenkassen bei Krankenhausbehandlung Abrechnungs- und Behandlungsdaten auf dem Wege elektronischer Datenübertragung oder maschinell verwertbar auf Datenträgern zu übermitteln. Neben den Diagnosen sind die Operationen und sonstigen Prozeduren nach dem Operationenschlüssel zu melden. Die Abbildung der Maßnahmen erfolgt mit Hilfe eines alphanumerischen Kodes, dessen 1. bis 4. Stelle numerisch, die 5. und die 6. Stelle alphabetisch aufgebaut sind.

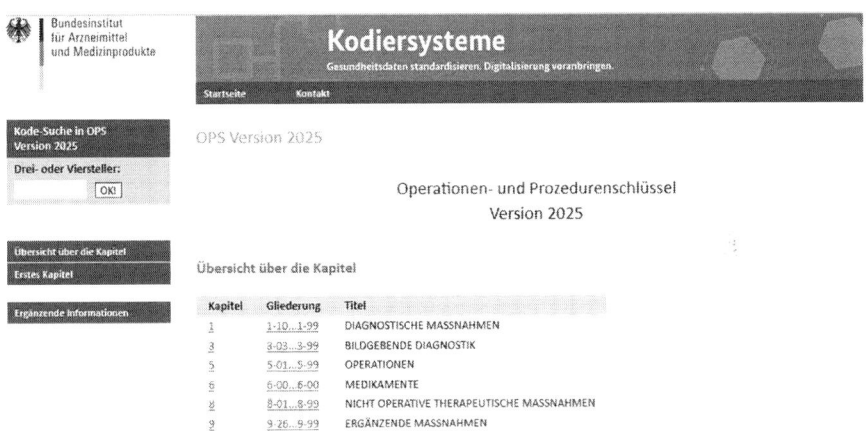

Abb. 8.8: Beispielhafte Darstellung der Klassifikation nach OPS

Zusammenspiel der Nebendiagnosen

Neben der Hauptdiagnose besitzen auch die Nebendiagnosen in einem DRG-System eine hohe Bedeutung. Jede Nebendiagnose wird nach ihrer Ressourcenintensität gewichtet. Dies ergibt den sogenannten complication and comorbidity level (CCL), der mittels einer mehrstufigen Skala beschrieben wird. Alle CCL werden aggregiert zu einem Gesamtschweregrad namens patient clinical complexity level (PCCL). Hieraus wird eine Schweregradkategorie bestimmt, sofern die zum Fall ermittelte Basis-DRG nach Schweregraden unterteilt ist. Pro Basis-DRG können bspw. fünf solcher CC-Kategorien definiert sein.

Wie bereits im vorigen Abschnitt erläutert, sind Diagnosen und Prozeduren wesentliche Informationen für die Entstehung des Entgelts. Allerdings kommt insbesondere der Kombination der Nebendiagnosen eine hervorstechende Rolle zu. Maßgeblich ist nicht allein das Vorhandensein dieser Nebendiagnosen, sondern auch ihre Berücksichtigung innerhalb des Krankheitsbildes. Jede Nebendiagnose, die unter Umständen zu einem signifikant höheren Ressourcenverbrauch führt, ist relevant für das Grouping. Je nachdem, in welchem Maß diese Nebendiagnosen in das Gesamtbild eingehen, werden sie mit Hilfe eines Intensitätsgrades berücksichtigt.

Die Gesamtheit aller Informationen führt zu einem patientenbezogenen Schweregrad (PCCL – patient clinical complexity level). Er wird für jeden einzelnen Fall berechnet und berücksichtigt den kumulativen Effekt der Nebendiagnosen bei einem Patienten bei der Ermittlung des Schweregrades (▶ Abb. 8.9).

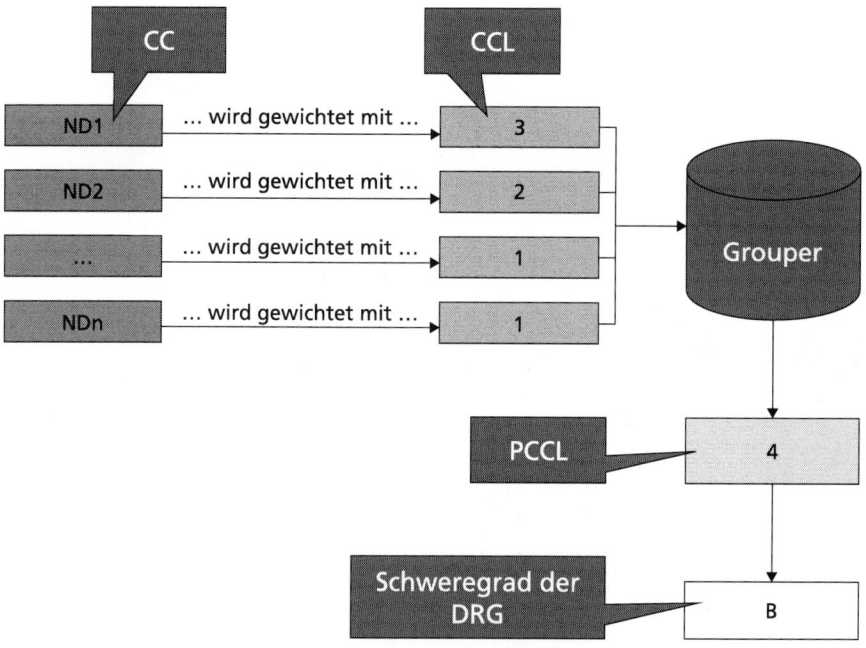

Abb. 8.9: Schematische Darstellung des Grouping-Prozesses

Unter Umständen erfolgt auch eine Eliminierung von Nebendiagnosen, da diese in der Gesamtheit in manchen Fällen nachrangig sind oder insgesamt zu einer anderen DRG führen.

Anhand des folgenden Beispiels soll das Zusammenspiel von Diagnosen und Prozeduren verdeutlicht werden (▶ Tab. 8.3):

Ausgehend von einer Erkrankung des Patienten am Blinddarm (Appendizitis) wird eine Appendektomie vorgenommen.

Im Laufe der Behandlung stellt sich heraus, dass der Patient ergänzend eine Belastungsinkontinenz entwickelt hat und schließlich sogar künstlich beatmet werden muss.

Anhand dieses Beispiels ist sehr plastisch zu erkennen, dass die Vergütung zunächst über die DRG G71Z mit einem Kostengewicht von 0,505 erfolgen sollte. Nach Durchführung der Therapie und unter Berücksichtigung der Nebendiagnosen ändert sich die DRG in die DRG G22C mit einem Kostengewicht von 1,043. Wird der Patient dann noch 96 Stunden beatmungspflichtig, ändert sich die DRG nochmals, und zwar in die DRG A13E mit einem Kostengewicht von 4,111. Der resultierende Erlös steigt hierdurch fast auf das 9-Fache des ursprünglichen Wertes!

Nachteil dieses »Upgrades«: Der ursächliche Behandlungsgrund – die Blinddarmentzündung – ist mit Hilfe der abzurechnenden DRG nicht mehr zu erkennen.

Tab. 8.3: Zusammenspiel der Diagnosen und Prozeduren im Grouping-Prozess

ICD/OPS	Kode	Legende	DRG	BewRel
ICD	K35.2	Akute Appendizitis mit generalisierter Peritonitis	G71Z	0,505
OPS	5-470.0	Appendektomie – Offen chirurgisch	G22C	1,043
OPS	N39.3	Belastungsinkontinenz [Stressinkontinenz]	G22C	1,043
OPS	8-713.0	Maschinelle Beatmung und Atemunterstützung bei Erwachsenen (96 Stunden)	A13E	4,111

Workflow der Verschlüsselung und Grouping

Zur Ermittlung des Entgelts aus der algorithmischen Abbildung der Patientendaten muss das abrechnende Krankenhaus nach der Vorgabe der Fallpauschalenverordnung eine entsprechende Software, einen sogenannten Grouper, einsetzen (▶ Abb. 8.10 und ▶ Abb. 8.11). Die Software ist vor ihrem Einsatz durch das InEK zu zertifizieren.

Die Gruppierung (engl. Grouping) erfolgt primär anhand der Hauptdiagnose, der Nebendiagnosen, der Prozeduren, der Verweildauer und des Alters des Patienten.

Aus dem Grouping-Vorgang resultiert ein fallorientiertes Entgelt für eine pauschalierte Krankenhausleistung. Es wird in Form eines Kostengewichts ausgedrückt. Dieses Kostengewicht – auch Relativgewicht oder Bewertungsrelation – repräsentiert die ökonomische und medizinische Schwere eines Falles. Von seiner

Dimension ist das Kostengewicht ein Dezimalwert. Entsteht für die Erbringung zweier Leistungen ein gleicher Ressourcenverbrauch, erhalten Sie den gleichen Dezimalwert. Ist eine Leistung bezogen auf den Ressourcenverbrauch einer zweiten günstiger, erhält sie auch einen geringeren Dezimalwert und vice versa.

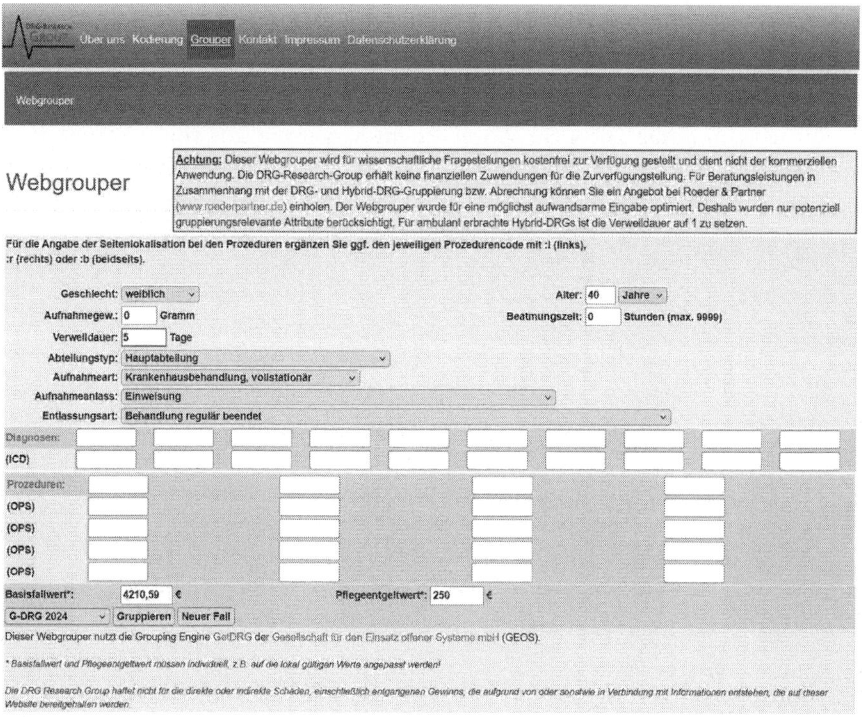

Abb. 8.10: Beispielhafte Darstellung eines DRG-Groupers

Es liegt auf der Hand, dass nicht allein im Bereich ärztlicher Diagnostik und Therapie Leistungen anfallen. Auch die übrigen Bereiche im Krankenhaus erhalten Informationen, die wesentlichen Einfluss auf die Entgeltfindung haben. Hierzu zählen beispielsweise Erkenntnisse des Labors, Leistungen der Funktionsabteilungen oder Leistungen im Operationsbereich. Von hoher Bedeutung sind Informationen, die die Pflege erhält. Nicht ohne Grund existieren sogenannte pflegerelevante Nebendiagnosen.[4]

Nach Erhalt dieser Informationen ist es üblich, dass ein verantwortlicher Facharzt (i. d. R. Oberarzt) die gesamte Patientenbehandlung vor dem Hintergrund relevanter Diagnosen und Prozeduren noch einmal betrachtet. Erst nach seiner ärztlichen Freigabe erfolgt eine Weitergabe an das Patientenmanagement, welches für die korrekte Rechnungsschreibung und Datenübermittlung verantwortlich ist.

---

4 Hierzu zählt beispielsweise die Behandlung eines inkontinenten Patienten oder die Behandlung eines Patienten, der einen MRSA-Keim trägt.

8.2 Weitere Entgelte im aG-DRG-System

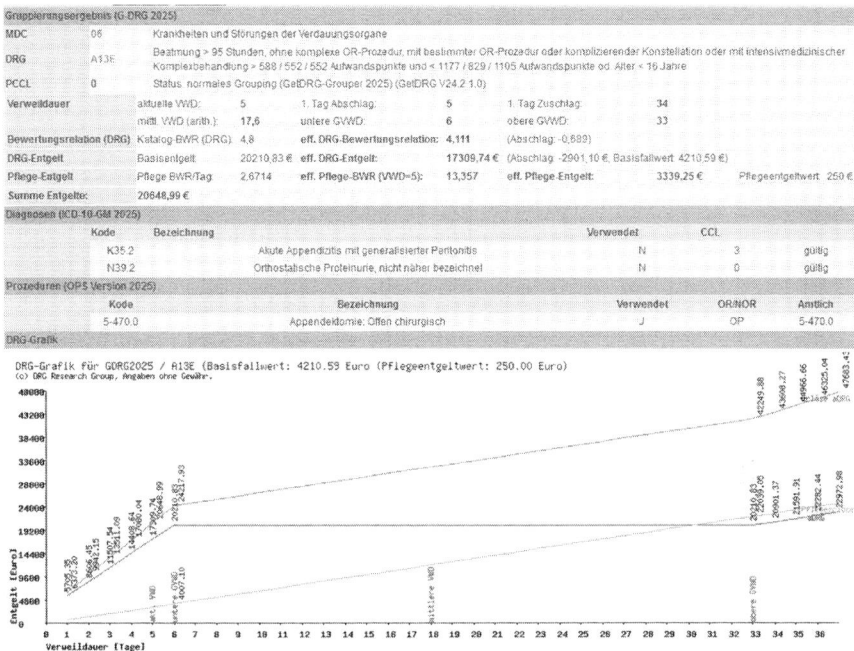

Abb. 8.11: Grouping-Ergebnis aus Tab. 8.3

In einigen Krankenhäusern wird ergänzend eine Stichprobe der eingegebenen Daten durch das Medizincontrolling geprüft.

8.2 Weitere Entgelte im aG-DRG-System

Von seiner Rechtsnatur handelt es sich bei dem aG-DRG-System um ein vollpauschaliertes System. Doch der Begriff »vollpauschaliert« trügt, denn dieses System sieht nicht allein die Vergütung über EIN fallpauschaliertes Entgelt vor. Vielmehr existieren neben den DRGs weitere Entgelte, die im Bedarfsfall bei der Abrechnung modular ergänzt werden können. Dies sind bspw. Zusatzentgelte, Zu- und Abschläge, Entgelte für neue Untersuchungs- und Behandlungsmethoden (NUB) oder der bereits erwähnte DRG-Systemzuschlag.

8.2.1 Zusatzentgelte

Wesen und Funktion

Den größten Raum nehmen hierbei die Zusatzentgelte ein. Mit ihrer Hilfe werden besondere Sachverhalte abgebildet, die systematisch nicht gut über die Bewertungsrelationen der DRGs verrechnet werden können.

Die Leistungen der Zusatzentgelte sind daher als eigene Kataloge (Anlagen) Bestandteil der Fallpauschalenvereinbarung. Die in der Regel seltenen und teuren Zusatzentgelte können innerhalb oder außerhalb des Krankenhausbudgets vereinbart werden. Nicht alle besitzen eine Bewertungsrelation, sind also bepreist. Manche sind ausdrücklich zwischen den Vertragsparteien auf der Krankenhausebene zu verhandeln. Zu differenzieren ist zudem zwischen bundeseinheitlich, landesweit und hausindividuell geltenden Zusatzentgelten.

Die Behandlung von Blutern stellt einen bekannten Sachverhalt dar, der mit Hilfe landesweiter und bepreister, aber außerbudgetärer Zusatzentgelte abgebildet wird.

An dieser Erkrankung kann gut der Mechanismus des Zusatzentgelts erläutert werden. Zirka 0,2 Promille der männlichen Bevölkerung (ca. 10.000 Männer) leiden an dieser Erkrankung. Die lebenslangen Behandlungskosten liegen nicht selten bei mehreren Millionen Euro. Würde man diese Behandlungskosten systematisch in die Leistungen des aG-DRG-Kataloges einkalkulieren, wären die Bewertungsrelationen im Verhältnis zum Auftreten der Erkrankung bedeutend zu hoch. Im Sinne der »Mittelwertvergütung« eines DRG-Systems würden dann Leistungen mit Erlösen für Bluterbehandlung belastet. Aus diesem Grund werden in der Regel Zusatzentgelte für die Behandlung von Blutern auf der Landesebene vereinbart, die immer dann zum Tragen kommen, wenn ein solcher Behandlungsfall auftritt. Die Leistung belastet dann zunächst genau die eine Krankenkasse des Patienten und nicht (solidarisch) alle Versicherten der Solidargemeinschaft. Ähnlich verfährt man bspw. bei der Behandlung von Schwerbrandverletzten. Das Zusatzentgelt dient also im Sinne eines ergänzenden Moduls der verursachungsgerechten Ermittlung und Finanzierung der Vergütung.

Struktur der Anlagen für Zusatzentgelte innerhalb der Fallpauschalenverordnung

Die Fallpauschalenverordnung sieht für die Abbildung der Zusatzentgelte insgesamt 6 Anlagen vor (▶ Abb. 8.3).

- Anlage 2 beinhaltet bundeseinheitliche Entgelte, die mit Hilfe von Anlage 5 definiert und bepreist werden. Hierzu gehören u. a. Arzneimittel, spezielle Materialien und besondere Therapieformen.
- Anlage 4 stellt die krankenhausindividuell möglichen Entgelte dar, die nach Anlage 6 genauer definiert werden. Zu finden sind hier ebenfalls u. a. Arzneimittel, spezielle Materialien und besondere Therapieformen.

8.2 Weitere Entgelte im aG-DRG-System

- Anlage 7 nimmt eine Zuordnung der Zusatzentgelte zu einzelnen Blutgerinnungsstörungen vor. Genannt werden die relevanten ICD-Codes.
- Anlage 8 liefert ergänzende Informationen zur Abrechnung von einzelnen bewerteten Zusatzentgelten. Dies sind das ZE162 (Gabe von Carfilzomib, parenteral) und das ZE163 (Gabe von Macitentan, oral).
- Eine Darstellung der landesweit geltenden Zusatzentgelte innerhalb der Fallpauschalenverordnung erfolgt nicht.

Beispielhaft soll das Zusammenwirken der Anlagen anhand eines Wirbelkörperersatzes erläutert werden. Hierbei ist davon auszugehen, dass die reine Behandlung des Patienten (Operation, Pflege, Unterkunft) über eine DRG abgegolten ist. Ein ergänzendes Zusatzentgelt (hier: ZE11) dient der Erstattung des Materialaufwands für den Wirbelkörper und hiermit verbundener Kosten (▶ Abb. 8.12).

Anlage 2
Zusatzentgelte-Katalog[1)]
- Liste -
aG-DRG-Version 2025

ZE	Bezeichnung	Betrag
1	2	3
ZE01.01[2)]	Hämodialyse, intermittierend, Alter > 14 Jahre	168,80€
ZE01.02[2)]	Hämodialyse, intermittierend, Alter > 15 Jahre	356,58€
ZE02[2)]	Hämodiafiltration, intermittierend	174,85€
ZE09	Vollimplantierbare Medikamentenpumpe mit programmierbarem variablen Tagesprofil	8.903,74€
ZE10	Künstlicher Blasenschließmuskel	2.678,71€
ZE11	Wirbelkörpersatz	siehe Anlage 5
ZE30[3)]	Gabe von Prothrombinkomplex, parental	siehe Anlage 5
ZE36	Plasmapherese	siehe Anlage 5
ZE37	Extrakorporale Photopherese	1.312,89€
ZE47	Gabe von Antithrombin III, parental	siehe Anlage 5
ZE50	Gabe von Centuximab, parental	siehe Anlage 5
ZE51	Gabe von Human-Immunglobulin, spezifisch gegen tHepatitis-B-surface-Antigen, parental	siehe Anlage 5
ZE52	Gabe von Liposomalem Doxorubicin, parental	siehe Anlage 5

Anlage 5

Abb. 8.12: Auszug aus Zusatzentgelte-Katalog (Anlage 2) (InEK, 2024, © 2024 by Institut für das Entgeltsystem im Krankenhaus GmbH)

In Anlage 2 findet sich kein Betrag für die Vergütung des Zusatzentgelts ZE11 Wirbelkörperersatz, sondern lediglich ein Verweis auf Anlage 5 (▶ Abb. 8.13).

8 Somatische Entgelte im Krankenhaus

Anlage 5

Zusatzentgelte-Katalog
- Definition und differenzierte Beiträge -

aG-DRG-Version 2025

ZE	Bezeichnung	ZE$_D$	OPS Version 2025: OPS-Kode	OPS Version 2025 OPS-Text	Betrag
1	2	3	4	5	6
ZE01.01[1)]	Hämodialyse, intermittierend, Alter > 14 Jahre		8-854.2	Hämodialyse: Intermittierend, Antikoagulation mit Heparin oder ohne Antikoagulation	siehe Anhang 2
			8-854.3	Hämodialyse: Intermittierend, Antikoagulation mit sonstigen Substanzen	
			8-854.4	Hämodialyse: Verlängert Intermittierend, Antikoagulation mit Heparin oder ohne Antikoagulation	
			8-854.5	Hämodialyse: Verlängert Intermittierend, Antikoagulation mit sonstigen Substanzen	
...					
ZE11	Wirbelkörperersatz			Wirbelkörperersatz: Wirbelkörperersatz durch Implantat	
		ZE11.01	5-837.00	1. Wirbelkörper	951,37€
		ZE11.02	5-837.01	2. Wirbelkörper	1.613,39€
		ZE11.03	5-837.02	3. Wirbelkörper	2.275,41€
		ZE11.04	5-837.04	4. Wirbelkörper	2.939,43€
		ZE11.05	5-837.05	5. oder mehr Wirbelkörper	3.599,45€

Abb. 8.13: Auszug aus Zusatzentgelte-Katalog (Anlage 5) (InEK, 2024), © 2024 by Institut für das Entgeltsystem im Krankenhaus GmbH)

Die Erklärung für diesen Verweis findet sich in Anlage 5 selbst, denn es wird zwischen 5 verschiedenen Möglichkeiten des Wirbelkörperersatzes differenziert. Beginnend mit ZE11.01 bei einem Wirbelkörper bis ZE11.05 bei 5 oder mehr Wirbelkörpern steigt die Vergütung von 951,37 EUR bis auf 3.599,45 EUR.

8.2.2 Hybrid-DRGs

Zum Ende des Jahres 2023 trat erstmalig die Verordnung über eine spezielle sektorengleiche Vergütung, kurz Hybrid-DRG-Verordnung, in Kraft. Zum 18.12.2024 erfolgte eine Überarbeitung, die ihre Wirkung zum 01.01.2025 entfaltet hat. Der Gesetzgeber beabsichtigte hiermit eine Verstärkung der bereits im Jahr 1993 durch das Gesundheitsstrukturgesetz verfolgten Ziele einer Vermeidung bzw. Verkürzung der vollstationären Versorgung und einer besseren Verzahnung des stationären und des ambulanten Bereichs. Betrachtet man beispielsweise die Quote der stationär durchgeführten Leistenbruchoperationen in Deutschland im Vergleich zu anderen Ländern, so erkennt man, dass Deutschland mit einer Quote von fast 100 % im Vergleich zu Frankreich (32 %), Dänemark (13,4 %) oder der Schweiz (76,5 %) im unteren Feld der Verteilung liegt (OECD 2020).

Hierzu wurde eine sektorengleiche Vergütung eingeführt, die sich in großen Teilen an den Leistungen des Ambulanten Operierens nach § 115b SGB V orientiert. Die Vergütung erfolgt in Form einer Fallpauschale und bewegt sich zwischen der Vergütung nach dem Einheitlichen Bewertungsmaßstab (EBM) im vertragsärztlichen Bereich und der stationären Fallpauschale (DRG). Im Gegensatz zur recht stark gesteuerten Einführung des Fallpauschalenkatalogs im Krankenhaus durch den Gesetzgeber wurde bei der Einführung der Hybrid-DRGs großer Wert auf die stufenweise Einführung durch die Selbstverwaltung gelegt. Der Gesetzgeber beschränkte sich auf die Vorgabe von Auswahlkriterien für die Leistungen, den Vertragsparteien oblagen die Details.

Rechtsgrundlage

Zur Umsetzung des Vorhabens ergänzte der Gesetzgeber das Sozialgesetzbuch Fünftes Buch (SGB V) um den § 115f SGB V:

(1) Die Vertragsparteien nach § 115b Absatz 1 Satz 1 vereinbaren

1. *eine spezielle sektorengleiche Vergütung, die unabhängig davon erfolgt, ob die vergütete Leistung ambulant oder stationär mit Übernachtung erbracht wird, und*
2. *für welche der in dem nach § 115b Absatz 1 Satz 1 Nummer 1 vereinbarten Katalog genannten Leistungen die Vergütung ausschließlich nach Nummer 1 erfolgt.*

Die nach Satz 1 Nummer 1 vereinbarte Vergütung ist für jede nach Satz 1 Nummer 2 vereinbarte Leistung individuell als Fallpauschale zu kalkulieren. Unterschiede nach dem Schweregrad der Fälle sind dabei durch die Bildung von Stufen zu berücksichtigen. [...]

Darüber hinaus legte der Bundesgesetzgeber bei der erstmaligen Einführung dieser Vergütung die Determinanten der Leistungsauswahl fest, für die Leistungen gebildet werden sollten. Dies waren

- eine hohe Fallzahl im Krankenhaus,
- eine kurze Verweildauer und
- ein geringer klinischer Komplexitätsgrad.

Die getroffene Auswahl an Leistungen unterliegt einem zweijährigen Prüfturnus (erstmalig am 31.03.2025).

Beteiligte am Verfahren

Vorgesehen ist eine dreiseitige Vertragsstruktur bestehend aus

- der Deutschen Krankenhausgesellschaft,
- der Kassenärztlichen Bundesvereinigung und
- dem GKV-Spitzenverband.

Sie werden unterstützt durch den Bewertungsausschuss für Ärzte, das Institut des Bewertungsausschusses und das Institut für das Entgeltsystem im Krankenhaus (InEK).

Leistungserbringer und Zugang des Patienten

Die eigentliche Neuerung der Hybrid-DRGs besteht in den potenziellen Leistungserbringern, die sowohl aus dem stationären als auch dem ambulanten Sektor kommen können:

- Vertragsärztinnen und Vertragsärzte
- Medizinische Versorgungszentren
- Belegärztinnen und Belegärzte gemäß § 95 Absatz 1 Satz 1 SGB V
- Zugelassene Krankenhäuser, die die in § 115b Absatz 1 Satz 5 SGB V genannten Qualitätsvoraussetzungen erfüllen

Analog zum Ambulanten Operieren nach § 115b SGB V können Patienten der Behandlung

- im Falle ambulanter Leistungen mit Hilfe einer Überweisung und
- im Falle stationärer Leistungen mit Hilfe einer Einweisung zugehen.
- Spricht der Patient ohne Einweisung oder Überweisung vor, gilt die elektronische Gesundheitskarte i.V.m. einem amtlichen Lichtbildausweis als Behandlungsausweis.

Leistungskatalog

Mit Verabschiedung der Verordnung wurde ein Startkatalog an Leistungen (Anlage 1 der Verordnung) definiert, der in den Folgejahren (ab 2025) erweitert wurde. Der Startkatalog setzte sich aus den folgenden Leistungsgruppen zusammen:

- Ausgewählte Hernienoperationen (48 Leistungen)
- Entfernung von Harnleitersteinen (37 Leistungen)
- Ovariektomien (82 Leistungen)
- Arthrodese der Zehengelenke (66 Leistungen)
- Exzision eines Sinus pilonidalis (11 Leistungen)

Ihrem gesetzlichen Auftrag folgend, erweiterten die Vertragsparteien den Katalog der Leistungen (▶ Abb. 8.14). Dieser umfasst nun ca. 100 weitere Leistungen aus sieben Leistungsbereichen. Hierbei handelt es sich um:

- Eingriffe am Schlüsselbein
- Operative Behandlungen von Analfisteln
- Brusterhaltende Operationen bei kleineren Tumoren
- Eingriffe an Hoden und Nebenhoden
- Endoskopische Untersuchungen beziehungsweise Interventionen an Pankreas, Leber und Galle
- Weitere OPS-Kodes der Hernienchirurgie
- Weitere OPS-Kodes bei Operationen am Sinus pilonidalis

Anlage 1

Hybrid-DRG-Leistungskatalog gemäß § 3 für das Jahr 2025

Leistungsbereich	OPS-Kode	OPS-Text
Arthrodese (Versteifung) der Zehengelenke	5-056.9	Neurolyse und Dekompression eines Nerven: Nerven Fuß
Arthrodese (Versteifung) der Zehengelenke	5-780.0v	Inzision am Knochen, septisch und aseptisch: Exploration von Knochengewebe: Metatarsale
Arthrodese (Versteifung) der Zehengelenke	5-780.0w	Inzision am Knochen, septisch und aseptisch: Exploration von Knochengewebe: Phalangen Fuß
Arthrodese (Versteifung) der Zehengelenke	5-780.1s	Inzision am Knochen, septisch und aseptisch: Knochenbohrung: Talus
Arthrodese (Versteifung) der Zehengelenke	5-780.1t	Inzision am Knochen, septisch und aseptisch: Knochenbohrung: Kalkaneus
Arthrodese (Versteifung) der Zehengelenke	5-780.1u	Inzision am Knochen, septisch und aseptisch: Knochenbohrung: Tarsale
Arthrodese (Versteifung) der	5-780.1v	Inzision am Knochen, septisch und aseptisch: Knochenbohrung: Metatarsale

...

Abb. 8.14: Katalog der Hybrid-DRGs, Anlage 1 der Hybrid-DRG-Vergütungsvereinbarung 2025 (Auszug)

Vergütung der Leistungen

Zur Ermittlung der Vergütung kommt der bereits im Krankenhaus eingesetzte aG-DRG-Grouper zur Anwendung. Ein hieraus resultierender Hybrid-DRG-Katalog bildet Anlage 2 zur Hybrid-DRG-Vergütungsvereinbarung (▶ Abb. 8.15).

Ähnlich der stationären DRG-Vergütung ist jede Fallpauschale insgesamt nur einmal abrechenbar. Neben der eigentlichen Kernleistung bewegt sich der Leistungsumfang der Hybrid-DRG in klar definierten Grenzen. Die Leistung beginnt mit der Einleitung der OP-Vorbereitung/-planung (nach Abschluss der Indikationsstellung) und endet mit dem Abschluss der postoperativen Nachbeobachtung.

Die Vergütung beinhaltet sämtliche Leistungen und Aufwände im Zusammenhang mit der Behandlung des Versicherten. Hierzu gehören nach § 5 Absatz 5 der Hybrid-DRG-Vergütungsvereinbarung u. a. die ärztlichen Leistungen, die Sachkosten, die Kosten für Unterkunft und Verpflegung, für eine Übernachtung sowie die ärztlichen Leistungen Dritter (z. B. Labor, Röntgen). Von der neuen Vergütungsform unberührt bleibt das Pflegebudget des Krankenhauses und die Nachsorge für die Leistung. Letztgenannte ist Aufgabe der Vertragsärzte.

Grundsätzlich ist eine zusätzliche Abrechnung von Leistungen neben der Hybrid-DRG ausgeschlossen. Eine Ausnahme bildet der ambulante Sektor. Alle

Anlage 2

Hybrid-DRG gemäß § 3 für das Jahr 2025

Leistungsbereich	Hybrid-DRG	Bezeichnung der Hybrid-DRG	Fallpauschale der Hybrid-DRG ohne postoperative Nachbehandlung im Krankenhaus (Spalte A) in Euro	Fallpauschale der Hybrid-DRG zuzüglich postoperativer Nachbehandlung im Krankenhaus (Spalte B) in Euro
Arthrodese (Versteifung) der Zehengelenke	I20N	Hybrid-DRG der DRG I20E (Andere Eingriffe am Fuß oder chronische Polyarthritis oder Diabetes Mellitus mit Komplikationen oder Alter < 16 Jahre)	1.095,02	1.125,02
Arthrodese (Versteifung) der Zehengelenke	I20M	Hybrid-DRG der DRG I20F (Eingriffe am Fuß ohne komplexe Eingriffe oder komplizierende Faktoren, Alter > 15 Jahre)	1.014,94	1.044,94
Bestimmte Hernienoperationen	G09N	Hybrid-DRG der DRG G09Z (Beidseitige Eingriffe bei Leisten- und Schenkelhernien, Alter > 55 Jahre oder komplexe Herniotomien oder Operation einer Hydrocele testis oder andere kleine Eingriffe an Dünn- und Dickdarm)	2.227,33	2.257,33

...

Abb. 8.15: Vergütung der Hybrid-DRGs, Anlage 2 der Hybrid-DRG-Vergütungsvereinbarung 2025 (Auszug)

Leistungserbringer sind hier berechtigt, die Leistungen alternativ nach dem EBM abzurechnen.

Auch für die Krankenhäuser existieren für bestimmte Sachverhalte Ausnahmen vom Verbot weiterer Abrechnung. Diese betreffen die Zusatzentgelte für die Dialysebehandlung, die Zusatzentgelte für die Bluterbehandlung und die im Pflegeerlöskatalog festgelegten Bewertungsrelationen. Vor- und nachstationäre Leistungen nach § 115a SGB V können neben der Hybrid-DRG nicht berechnet werden. Die Hybrid-DRG enthält keine postoperativen Leistungen. Eine postoperative Nachbehandlung kann jedoch sowohl vom erbringenden Krankenhaus, vom durchführenden Vertragsarzt oder durch einen anderen Vertragsarzt erbracht werden. Ihre Leistungsinhalte orientieren sich grundsätzlich an der medizinischen Erforderlichkeit und können beispielsweise die Befundkontrolle(n), die Befundbesprechung, den Verbandwechsel, den Drainagewechsel oder deren Entfernung, die Einleitung und/oder die Kontrolle der medikamentösen Therapie beinhalten.

Wird die postoperative Nachbehandlung durch das Krankenhaus bzw. den Vertragsarzt erbracht, das bzw. der bereits die Hauptleistung erbracht hat, gelten besondere Regelungen für die Vergütung der Leistung. Zur Abgrenzung wird die bereits im Einheitlichen Bewertungsmaßstab vorhandene Frist von 21 Tagen genutzt (EBM-Abschnitt 31.4.1 Nr. 2).

- Erfolgt die postoperative Nachbehandlung durch das durchführende Krankenhaus, ist die Hybrid-DRG um 30 EUR erhöht.
- Erfolgt die postoperative Nachbehandlung durch einen Vertragsarzt, sind die Gebührenordnungspositionen entsprechend den Regelungen des Einheitlichen Bewertungsmaßstabes berechnungsfähig.

Abrechnungsverfahren und Zuzahlung des Patienten

Die Vorgaben für das Abrechnungsverfahren orientieren sich an den bereits vorhandenen Regularien nach dem SGB V:

- Krankenhäuser haben das Verfahren nach § 301 SGB V anzuwenden. Für stationäre Leistungen ist es regulär nach den Absätzen 1 und 2 zu nutzen. Bei ambulanten Leistungen ist der sog. AMBO-Datensatz (vgl. § 115b SGB V) zu nutzen (AMBO = Ambulante Operation). Maßgeblich für die Abrechnung ist der Aufnahmetag.
- Vertragsärzte, Medizinische Versorgungszentren und Belegärzte haben das Verfahren nach § 295 Absatz 1b Satz 1 und 2 SGB V anzuwenden. Sie können die zuständige Kassenärztliche Vereinigung oder auch Dritte mit der Durchführung beauftragen. Maßgeblich für Abrechnung ist hier der Tag der durchgeführten Leistung.

Für die Verschlüsselung der Leistungen gelten die Deutschen Kodierrichtlinien (DKR).

Ebenso gilt die bekannte Zuzahlungsregelung für vollstationäre Krankenhausbehandlung nach § 39 Absatz 4 SGB V, nach der Versicherte, die das achtzehnte Lebensjahr vollendet haben, vom Beginn der vollstationären Krankenhausbehandlung an innerhalb eines Kalenderjahres für längstens 28 Tage eine Zuzahlung in Höhe von derzeit 10.– EUR je Kalendertag leisten müssen.

Anhand eines Rechenbeispiels soll die Vergütung einer Hybrid-DRG verdeutlicht werden:

Einem Patienten soll ein Zehengelenk versteift werden (sog. Arthrodese). Die Leistung ist in Anlage 1 der Hybrid-DRG-Vereinbarung enthalten, wird mit dem OPS 5–056.9 verschlüsselt und trägt die Bezeichnung »Neurolyse und Dekompression eines Nerven: Nerven Fuß«.

Nach Anlage 2 zur Hybrid-DRG-Vereinbarung erfolgt die Vergütung der Leistung mit der Hybrid-DRG I20N »Hybrid-DRG der DRG I20E (Andere Eingriffe am Fuß oder chronische Polyarthritis oder Diabetes Mellitus mit Komplikationen oder Alter < 16 Jahre)«.

In der Bezeichnung der Hybrid-DRG erfolgt zudem ein Verweis auf die (vollstationäre) DRG I20E.

- Für den Fall, dass die Leistung ohne postoperative Nachbehandlung im Krankenhaus erbracht wird, erhält das Krankenhaus einen Betrag in Höhe von 1.095,02 EUR (Stand: 2025).
- Wird die Leistung zzgl. der postoperativen Nachbehandlung im Krankenhaus erbracht, erhält dieses einen Betrag in Höhe von 1.125,02 EUR (Stand: 2025).

Verständnisfragen zu Kapitel 8

1. Was bedeutet es, wenn der Gesetzgeber von einem »durchgängigen, leistungsorientierten und pauschalierenden System« spricht?
2. Werden sämtliche Krankenhausleistungen mit DRGs vergütet?
3. Was ist eine MDC und was besagt der Top-down-Ansatz der DRGs?
4. Können Sie die Grundbegriffe der DRGs voneinander abgrenzen und ein Beispiel für die Vergütung der Leistung bilden?
5. Wie ist der Katalog der aDRGs aufgebaut und welche Funktion haben die einzelnen Spalten des Katalogs?
6. Wer ermittelt die Entgelte für den DRG-Katalog, wer unterstützt das Verfahren und wie wird der Aufwand refinanziert?
7. Wie ist die Vergütung der aDRGs aufgebaut und welche Abrechnungsbestimmungen müssen beachtet werden?
8. Was ist das »Grouping« und welche Eingangsdaten benötigt das Krankenhaus hierfür?
9. Welche weiteren Entgelte neben den aDRGs kennen Sie? Welche Funktion haben sie und wie ist ihre Vergütung aufgebaut?

9 Pauschalierende Entgelte für Psychiatrie und Psychosomatik

9.1 Intention und Vorgaben des Gesetzgebers

Nach Jahren der politischen Diskussion, ob einerseits ein System pauschalierender Entgelte in der Psychiatrie sachgerecht ist und andererseits die psychiatrischen Krankenhäuser und Fachabteilungen überhaupt ausreichend hierauf vorbereitet sind, begann die Einführung eines Systems der pauschalierenden Entgelte in Psychiatrie und Psychosomatik (PEPP) zum 01.01.2013. Ebenso wie bei den somatischen Leistungen wurden auch die Leistungen des PEPP-Systems stufenweise eingeführt.

Eine freiwillige Optionsphase in den Jahren 2013 bis 2016 wurde verlängert um ein weiteres Jahr, sodass sich erst in den Jahren 2018 und 2019 die verpflichtende Einführungsphase anschloss. Sowohl die freiwillige Optionsphase als auch die verpflichtende Einführungsphase waren nach dem Muster der somatischen DRGs budgetneutral ausgestaltet. Ab dem Jahr 2020 folgte eine stufenweise Anpassung des Krankenhausbudgets an das PEPP-System. Gemäß der angepassten Planung endete dieser fünfjährige Zeitraum am 31.12.2024.

9.2 Herkunft und Aufbau des PEPP-Katalogs

Ähnlich der Vorgehensweise bei der Ermittlung der Entgelte des somatischen DRG-Kataloges wurde auch für die Ermittlung der Entgelte des PEPP-Kataloges nur eine begrenzte Anzahl an Krankenhäusern verpflichtet, Kostendaten zu erfassen und dem InEK zu übermitteln. Zu Grunde gelegt wurden die Daten von ca. 130 Kalkulationskrankenhäusern. Auch für diese Zwecke existiert ein eigenes Kalkulationsschema zur Erfassung und nachfolgenden Übermittlung der Daten an das InEK. Hierauf aufbauend wurde ein PEPP-Entgeltverzeichnis erstellt, das – ähnlich wie in der Somatik – aus den nachfolgenden Anlagen besteht (▶ Tab. 9.1).

Tab. 9.1: Aufbau des PEPP-Entgeltverzeichnisses

Anlage	Inhalt
Anlage 1a	PEPP-Entgeltkatalog (Bewertungsrelationen bei vollstationärer Versorgung)
Anlage 1b	PEPP-Entgeltkatalog (unbewertete Entgelte bei vollstationärer Versorgung)
Anlage 2a	PEPP-Entgeltkatalog (Bewertungsrelationen bei teilstationärer Versorgung)
Anlage 2b	PEPP-Entgeltkatalog (unbewertete Entgelte bei teilstationärer Versorgung)
Anlage 3	Zusatzentgelte-Katalog (bewertete Entgelte)
Anlage 4	Zusatzentgelte-Katalog (unbewertete Entgelte)
Anlage 5	Ergänzende Tagesentgelte
Anlage 6a	Bewertete PEPP-Entgelte bei stationsäquivalenter Behandlung nach § 115d SGB V
Anlage 6b	Unbewertete PEPP-Entgelte bei stationsäquivalenter Behandlung nach § 115d SGB V

9.3 Ergänzende Entgelte des PEPP-Systems

Neben der Vergütung der eigentlichen PEPP-Leistung besitzt – ebenfalls eine Analogie zum somatischen DRG-System – auch das PEPP-System weitere Entgeltbereiche zur Abbildung des Behandlungsprozesses. Neben den vollstationären und teilstationären PEPP-Entgelten können Zusatzentgelte, ergänzende Tagesentgelte und Entgelte für die stationsäquivalente Behandlung nach § 115d SGB V zur Abrechnung kommen.

Mit Hilfe von Zusatzentgelten wird die Gabe von Arzneimitteln abgebildet. Zu unterscheiden sind bewertete (also mit Beträgen hinterlegte) Entgelte der Anlage 3 und unbewertete Entgelte der Anlage 4. Ergänzende Tagesentgelte der Anlage 5 dienen der Vergütung besonders intensiver Patientenbetreuung und dem hiermit verbundenen erhöhten Aufwand. Bewertete Entgelte für die stationsäquivalente Behandlung nach § 115d SGB V (Anlage 6a) existieren derzeit noch nicht. Genannt sind jedoch unbewertete Entgelte für die stationsäquivalente Behandlung nach § 115d SGB V (Anlage 6b).

9.4 Ermittlung der Erlöse

Die Ermittlung des Erlöses für die Entgelte der Psychiatrie und Psychosomatik folgt einer vollständig anderen Systematik. Dies verwundert nicht, da dieses Entgeltssystem nach der Vorgabe des Gesetzgebers zwar pauschaliert, aber auf Basis von Tagessätzen aufgebaut sein soll.

Ausgehend von einer modellhaften Fallkonstellation soll auch diese Vergütungssystematik erläutert werden:

Ein psychiatrisch erkrankter Patient wird auf Grund seiner Diagnosen in die PEPP P003B eingestuft. Er wird 7 Tage vollstationär behandelt.

Wäre dieser Behandlungsfall auf Grund einer somatischen Erkrankung entstanden, hätte sich der Erlös nach Eingabe der Diagnosen und Prozeduren aus dem Grouper in der Weise ergeben, dass der Erlös ein bestimmter Punkt auf der Erlösfunktion der zutreffenden DRG wäre.

Der Katalog der PEPPs ist demgegenüber in Form einer tageorientierten Tabelle aufgebaut, die für jeden Tag der Verweildauer u. U. eine andere Bewertungsrelation ausweist (▶ Abb. 9.1).

Anlage 1a   PEPP-Version 2025

PEPP-Entgeltkatalog
Bewertungsrelationen bei vollstationärer Versorgung

PEPP	Bezeichnung	Anzahl Berechnungstage / Vergütungsklasse	Bewertungsrelation je Tag
1	2	3	4
Prä-Strukturkategorie			
P002Z	Erhöhter Betreuungsaufwand bei Kindern und Jugendlichen, Einzelbetreuung mit hohem Aufwand	1	2,2658
P003A	Erhöhter Betreuungsaufwand bei Erwachsenen, 1:1-Betreuung, Krisenintervention und komplexer Entlassungsaufwand mit äußerst hohem Aufwand	1	1,4473
P003B	Erhöhter Betreuungsaufwand bei Erwachsenen, 1:1-Betreuung, Krisenintervention und komplexer Entlassungsaufwand mit sehr hohem Aufwand oder mit schwerer oder schwerster Pflegebedürftigkeit oder mit Intensivbehandlung oder Alter > 79 Jahre	1	1,6207
		2	1,6207
		3	1,6207
		4	1,6207
		5	1,6207
		6	1,6168
		7	1,5956
		8	1,5744
		9	1,5531
		10	1,5319
		11	1,5107
		12	1,4895
		13	1,4682
		14	1,4470
		15	1,4258
		16	1,4045
		17	1,3833
		18	1,3621
...			

Abb. 9.1: Auszug auf dem Katalog der PEPP-Entgelte 2025 (InEK 2024, © 2024 by Institut für das Entgeltsystem im Krankenhaus GmbH)

9.4 Ermittlung der Erlöse

Allerdings werden die Bewertungsrelationen der Behandlungstage – in unserem Beispiel 7 Tage – nicht addiert. Es wird vielmehr die Bewertungsrelation des letzten Behandlungstages (hier: 7. Tag) mit den Behandlungstagen – also in unserem Beispiel 7 Tagen – multipliziert. Gemäß PEPP-Katalog ergibt sich eine Bewertungsrelation in Höhe von 1,5956 am 7. Tag der Verweildauer.

Um schließlich aus dem Produkt aus Bewertungsrelation und Tagen einen Erlösbetrag ermitteln zu können, benötigen wir einen Entgeltwert ähnlich dem Basisfallwert der Somatik. Dieser Entgeltwert betrage für unser Beispiel 275.– EUR. Es ergibt sich somit ein Erlös in Höhe von 3.071,53 EUR.

- Erlös = 7 Tage × 1,5956 × 275.– EUR = 3.071,53 EUR (ger.)

Doch wie ist zu verfahren, wenn der Patient die höchste Entgeltklasse (in unserem Beispiel 18 Tage) erreicht hat? Hier sehen die Abrechnungsbedingungen vor, dass in diesen Fällen stets die Bewertungsrelation der höchsten Entgeltklasse Anwendung findet. Eine Verweildauer von 30 Tagen ergäbe somit für unser Beispiel einen Erlösbetrag in Höhe von 11.237,33 EUR.

- Erlös = 30 Tage × 1,3621 × 275.– EUR = 11.237,33 EUR (ger.)

Anlage 3 PEPP-Version 2025

PEPP-Entgeltkatalog
Zusatzentgelte-Katalog - bewertete Entgelte

ZP	Bezeichnung	ZP_D	OPS Version 2025: OPS-Kode	OPS Version 2025: OPS-Text	Betrag
1	2	3	4	5	6
ZP26	Gabe von Temozolomid, oral			Applikation von Medikamenten, Liste 2: Temozolomid, oral	
		ZP26.01[2)]	6-002.e0	200 mg bis unter 350 mg	28,08 €
		ZP26.02[2)]	6-002.e1	350 mg bis unter 500 mg	44,92 €
		ZP26.03[2)]	6-002.e2	500 mg bis unter 750 mg	65,51 €
		ZP26.04[2)]	6-002.e3	750 mg bis unter 1.000 mg	93,58 €
		ZP26.05	6-002.e4	1.000 mg bis unter 1.250 mg	121,66 €
		ZP26.06	6-002.e5	1.250 mg bis unter 1.500 mg	149,73 €
		ZP26.07	6-002.e6	1.500 mg bis unter 1.750 mg	175,59 €
		ZP26.08	6-002.e7	1.750 mg bis unter 2.000 mg	204,13 €
		ZP26.09	6-002.e8	2.000 mg bis unter 2.250 mg	233,77 €
		ZP26.10	6-002.e9	2.250 mg bis unter 2.500 mg	262,03 €
		ZP26.11	6-002.ea	2.500 mg bis unter 2.750 mg	290,11 €
		ZP26.12	6-002.eb	2.750 mg bis unter 3.000 mg	318,18 €
		ZP26.13	6-002.ec	3.000 mg bis unter 3.500 mg	355,62 €
		ZP26.14	6-002.ed	3.500 mg bis unter 4.000 mg	403,49 €
		ZP26.15	6-002.ee	4.000 mg bis unter 4.500 mg	467,92 €
		ZP26.16	6-002.ef	4.500 mg bis unter 5.000 mg	524,07 €
		ZP26.17	6-002.eg	5.000 mg bis unter 5.500 mg	580,22 €
		ZP26.18	6-002.eh	5.500 mg bis unter 6.000 mg	636,37 €
		ZP26.19	6-002.ej	6.000 mg bis unter 7.000 mg	711,23 €
		ZP26.20	6-002.ek	7.000 mg oder mehr	823,53 €

Abb. 9.2: Auszug aus dem Katalog der Zusatzentgelte 2025 (InEK 2024, © 2024 by Institut für das Entgeltsystem im Krankenhaus GmbH)

Eine derartige Vorgehensweise mag zunächst verwirren, weicht sie doch erheblich von der des somatischen DRG-Systems ab. Die zeichnerische Darstellung dieses Zusammenhangs lässt erkennen, dass sich für **jede Verweildauerkonstellation** eines Patienten eine eigene Erlösfunktion ergibt.

Würde der o. g. Modellpatient neben der vollstationären Behandlung noch einer Gabe des Arzneimittels Temozolomid in Höhe von 300 mg bedürfen und bestände zudem an 3 Tagen ein erhöhter Betreuungsaufwand bei psychischen und psychosomatischen Störungen und Verhaltensstörungen bei Erwachsenen von 8 Stunden, wären diese Sachverhalte erlöserhöhend zu berücksichtigen. Für die Gabe des Arzneimittels Temozolomid ergäbe sich nach dem Zusatzentgelt ZP26.01 ein Erlösbetrag in Höhe von 28,08 EUR (▶ Abb. 9.2).

Für den erhöhten Betreuungsaufwand würde sich nach dem ergänzenden Tagesentgelt ET01.04 an drei Tagen jeweils eine Erhöhung der Bewertungsrelation um 1,1894 ergeben, multipliziert mit 275.– EUR also 981,26 EUR (ger.) (▶ Abb. 9.3)

Anlage 5 PEPP-Version 2025

PEPP-Entgeltkatalog

Katalog ergänzender Tagesentgelte

ET	Bezeichnung	ET$_D$	OPS Version 2025		Bewertungsrelation / Tag
			OPS-Kode	OPS-Text	
1	2	3	4	5	6
ET01	Erhöhter Betreuungsaufwand bei psychischen und psychosomatischen Störungen und Verhaltensstörungen bei Erwachsenen		9-640.0	Erhöhter Betreuungsaufwand bei psychischen und psychosomatischen Störungen und Verhaltensstörungen bei Erwachsenen: 1:1-Betreuung	
		ET01.04	9-640.06	Mehr als 6 bis zu 12 Stunden pro Tag	1,1894
		ET01.05	9-640.07	Mehr als 12 bis zu 18 Stunden pro Tag	2,0314
		ET01.06	9-640.08	Mehr als 18 Stunden pro Tag	2,9088
ET02[1)]	Intensivbehandlung bei psychischen und psychosomatischen Störungen und Verhaltensstörungen bei erwachsenen Patienten mit mindestens 3 Merkmalen	ET02.03	9-619	Intensivbehandlung bei psychischen und psychosomatischen Störungen und Verhaltensstörungen bei erwachsenen Patienten mit 3 Merkmalen	0,1969
		ET02.04	9-61a	Intensivbehandlung bei psychischen und psychosomatischen Störungen und Verhaltensstörungen bei erwachsenen Patienten mit 4 Merkmalen	0,2148
		ET02.05	9-61b	Intensivbehandlung bei psychischen und psychosomatischen Störungen und Verhaltensstörungen bei erwachsenen Patienten mit 5 oder mehr Merkmalen	0,2377
ET04	Intensive Betreuung in einer Kleingruppe bei psychischen und/oder psychosomatischen Störungen und/oder Verhaltensstörungen bei Kindern oder Jugendlichen		9-693.0	Intensive Betreuung in einer Kleingruppe bei psychischen und/oder psychosomatischen Störungen und/oder Verhaltensstörungen bei Kindern oder Jugendlichen	
		ET04.01	9-693.03	Mehr als 8 bis zu 12 Stunden pro Tag	0,5918
		ET04.02	9-693.04	Mehr als 12 bis zu 18 Stunden pro Tag	0,7200
		ET04.03	9-693.05	Mehr als 18 Stunden pro Tag	1,2873
ET05	Einzelbetreuung bei psychischen und/oder psychosomatischen Störungen und/oder Verhaltensstörungen bei Kindern oder Jugendlichen		9-693.1	Einzelbetreuung bei psychischen und/oder psychosomatischen Störungen und Verhaltensstörungen bei Kindern oder Jugendlichen	
		ET05.01	9-693.13	Mehr als 8 bis zu 12 Stunden pro Tag	1,1613
		ET05.02	9-693.14	Mehr als 12 bis zu 18 Stunden pro Tag	1,6965
		ET05.03	9-693.15	Mehr als 18 Stunden pro Tag	2,9226

...

Abb. 9.3: Auszug aus dem Katalog der ergänzenden Tagesentgelte 2025 (InEK 2024, © 2024 by Institut für das Entgeltsystem im Krankenhaus GmbH)

Der Gesamterlös beliefe sich für diesen Patienten somit auf 12.246,67 EUR.

- 11.237,33 EUR + 28,08 EUR + 981,26 EUR = 12.246,67 EUR

9.5 Nomenklatur der Entgelte

Während die Nomenklatur der (somatischen) DRGs auf einem international verwendeten System basierte, das an deutsche Verhältnisse angepasst werden musste und somit die G-DRGs ergab, wurde für das originär deutsche »Pauschalierende Entgeltsystem Psychiatrie Psychosomatik« (PEPP) eine eigene Systematik entwickelt. Analog zur DRG-Systematik werden bereits in der Nomenklatur der PEPP inhaltliche Informationen über das damit beschriebene Entgelt gegeben. Die Syntax gliedert sich in 5 Stellen.

- Stelle 1 und 2 dienen der Verdeutlichung des Strukturierungsmerkmals. Hiermit wird die Behandlung als teilstationär, stationsäquivalent oder vollstationär beschrieben. Innerhalb dieser Gruppen erfolgt darüber hinaus bspw. eine Differenzierung nach der vollstationären Kinder-/Jugendpsychiatrie (PK) und der vollstationären Allgemeinen (also Erwachsenen-)Psychiatrie (PA).
- Stelle 3 und 4 stehen für die Hauptdiagnose, also den eigentlichen Grund der Therapie. Differenziert wird u. a. nach Suchterkrankungen (Gruppe 02) oder Persönlichkeitsstörungen (Gruppe 14).
- Stelle 5 verdeutlicht – ähnlich dem somatischen DRG-System – den Ressourcenaufwand. Auch hier wird gemäß dem amerikanischen Schulsystem der höchste Ressourcenverbrauch mit einem A verschlüsselt, ein geringerer mit einem nachfolgenden Buchstaben. Und analog zum DRG-System gibt es auch im System der PEPPs den Buchstaben Z, der für nicht differenzierten Ressourcenverbrauch steht.

Anhand eines Beispiels aus dem Definitionshandbuch des InEK wird in Abbildung 9.4 die PEPP **PA04 A** erläutert (▶ Abb. 9.4). Es handelt sich um

- eine Leistung der Allgemeinen Psychiatrie (PA)
- mit der Hauptdiagnosegruppe Affektive Störungen (04) und
- dem höchstmöglichen Ressourcenverbrauch (A).

9 Pauschalierende Entgelte für Psychiatrie und Psychosomatik

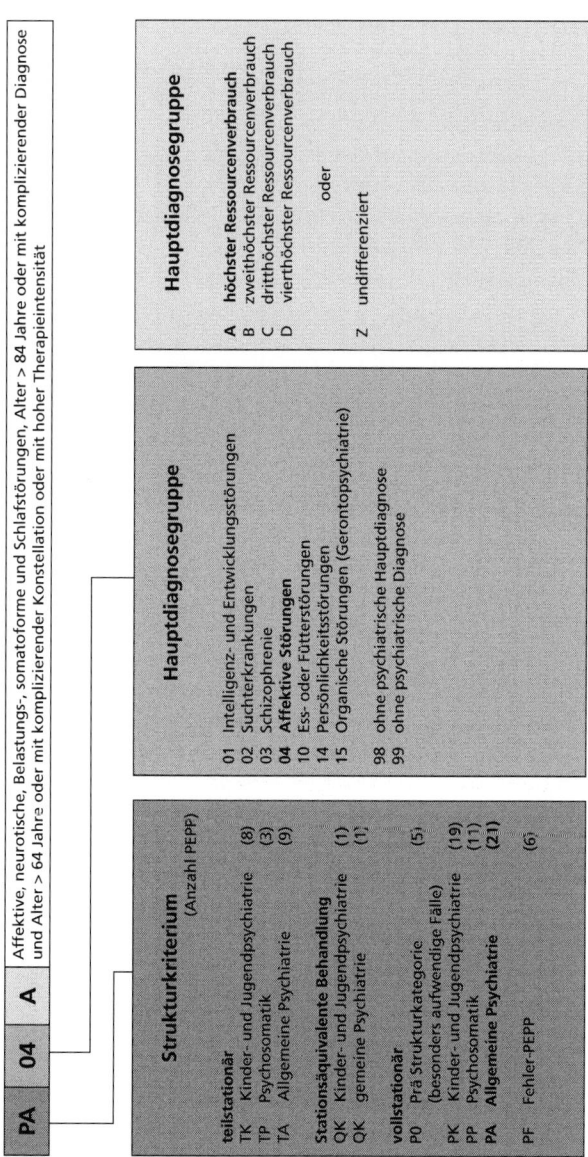

Abb. 9.4: Syntax der PEPPs (InEK 2024, PEPP-Definitionshandbuch 2025, S. 3, © 2024 by Institut für das Entgeltsystem im Krankenhaus GmbH)

Verständnisfragen zu Kapitel 9

1. Wie ist der PEPP-Katalog aufgebaut?
2. Inwiefern ist der PEPP-Katalog vom Katalog der aDRGs abzugrenzen? Welche grundsätzlichen Unterschiede existieren?
3. Auch die Nomenklatur der PEPP folgt einer systematischen Syntax. Wie werden die Inhalte der einzelnen Leistungen bereits im Namen verschlüsselt?
4. Gibt es auch bei den PEPP ergänzende Entgelte? Welche Funktion haben sie und wie werden diese berechnet?

10 Ermittlung des Krankenhausbudgets

10.1 Aufbau und Ablauf des Budgetverfahrens

Grundlage für die Berechnung der Entgelte für die allgemeine Krankenhausleistung gegenüber Patienten bzw. Sozialleistungsträgern bildet das Budget- oder Pflegesatzverfahren. Ausgehend von einer sachgerechten Kalkulation der pflegesatzfähigen Kosten und Überleitung dieser in ein Budget mit Darstellung in Form von Pflegesätzen, sieht das Pflegesatzrecht eine grundsätzlich jährliche Verhandlung der Pflegesatzparteien vor. De jure soll dieses Verfahren im Jahr vor der eigentlichen Pflegesatzberechnung beginnen. Das Pflegesatzrecht kennt diese Bestimmung unter dem Begriff des Prospektivitätsgebots.

10.2 Prospektivitätsgebot und Genehmigung

Grundsätzlich soll das Pflegesatzverfahren vor Beginn des verhandelten Pflegesatzzeitraumes, also spätestens am 31. Dezember des Vorjahres, abgeschlossen sein, sodass dann ein Inkrafttreten der Pflegesätze zum 1. Januar des eigentlichen Pflegesatzzeitraumes möglich ist (▶ Abb. 10.1).

Zu bedenken ist, dass der Verhandlung und Einigung der Pflegesatzparteien in jedem Fall eine Genehmigung durch die zuständige Landesbehörde nachfolgt, sodass auch diese Zeit entsprechend einkalkuliert werden muss. Allerdings sieht das Pflegesatzrecht eine Art »Liquiditäts-Schutzklausel« für das Krankenhaus vor:

Für den Fall einer nicht rechtzeitigen Vereinbarung und Genehmigung des Pflegesatz-Budgets gelten das bisher bereits genehmigte Budget (des Vorjahres) und somit auch die entsprechenden krankenhausindividuellen (Vorjahres-)Entgelte weiter. Auf diese Weise wird die Liquidität des Krankenhauses gesichert. Es darf jedoch nicht vergessen werden, dass hieraus auch Folgewirkungen für die Sozialleistungsträger und für das Krankenhaus entstehen können, die die Verhandlungen, aber auch das Budget direkt belasten können.

Der Gesetzgeber hat daher mit dem Krankenhauspflegeentlastungsgesetz (KHPflEG vom 29. 12. 2022) ergänzende Regelungen zur Vorlage der notwendigen Unterlagen vorgegeben. Nach § 11 Abs. 4 KHEntgG gilt seither eine grundsätzliche Frist zur Vorlage der Verhandlungsdaten bis zum 31.12. des Jahres, das dem (zu

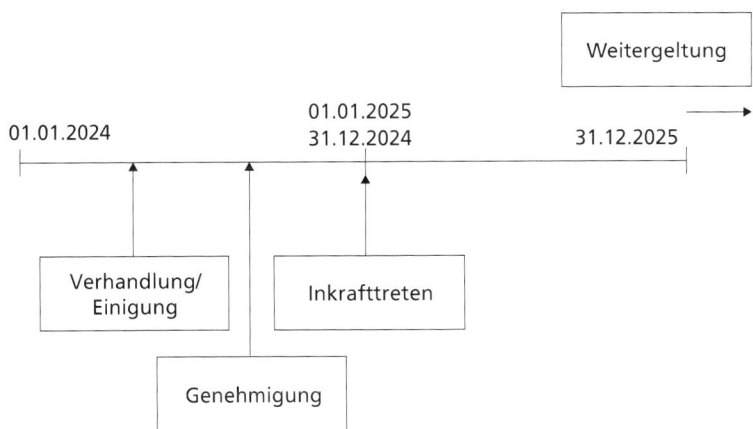

Abb. 10.1: Prospektivität und Weitergeltung

verhandelnden) Budgetjahr vorausgeht. Hierdurch erhofft sich der Gesetzgeber eine stringentere Durchführung des Pflegesatzverfahrens. Da das Pflegesatzverfahren eine eher prozessorientierte Vorgehensweise für die Vertragsparteien darstellt, soll dies anhand des folgenden Schaubildes erläutert werden (▶ Abb. 10.2).

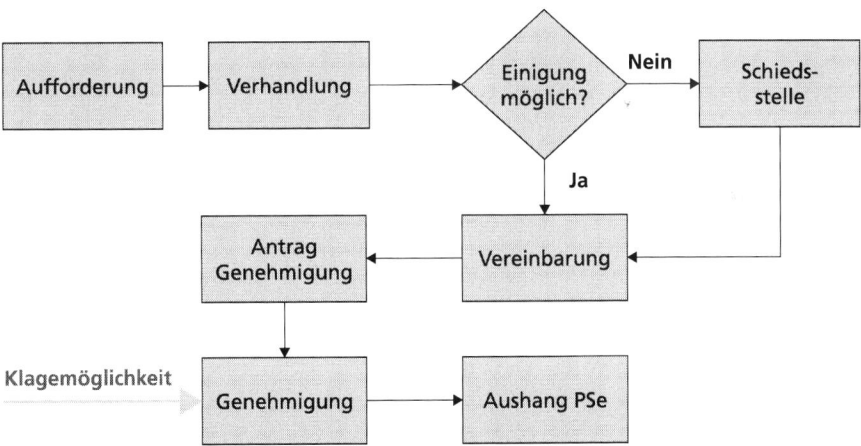

Abb. 10.2: Schematische Darstellung des Pflegesatzverfahrens

10.3 Parteien des Pflegesatzverfahrens

Nach den Bestimmungen des Pflegesatzrechts verabschieden allein die Parteien, die am letzten Verhandlungstermin vor der Beantragung der Pflegesatzgenehmigung am Verhandlungstisch sitzen, die Pflegesatzvereinbarung und legen somit die Rahmenbedingungen für sämtliche Sozialleistungsträger bzw. auch für selbstzahlende Patienten für die Berechnung der allgemeinen Krankenhausleistungen fest. Es ist also nicht erforderlich, dass jeder mögliche Sozialleistungsträger an diesen Einigungsverhandlungen teilnimmt. Vielmehr ist es ausreichend, wenn die maßgeblichen Pflegesatzparteien mit dem Krankenhaus die Pflegesatzvereinbarung abschließen. Das Pflegesatzrecht sieht darüber hinaus sogar eine Minderheitenklausel vor, nach der Krankenkassen, die lediglich einen Belegungsanteil im verhandelnden Krankenhaus von weniger als 5 % im Jahr vor der Pflegesatzverhandlung haben, überhaupt nicht an der Pflegesatzverhandlung teilnehmen dürfen.

10.4 Schlichtung über die Schiedsstelle

Kommt eine Pflegesatzvereinbarung ganz oder teilweise nicht zustande, entscheidet die Schiedsstelle auf Antrag einer Vertragspartei. Diese Schiedsstelle ist besetzt mit

- einem unparteiischen Vorsitzenden,
- 6 Vertretern der Krankenhäuser und
- 6 Vertretern der Krankenkassen.

Nach ihrer Anrufung entscheidet sie innerhalb einer 6-Wochen-Frist über definierte Sachverhalte.

10.5 Verrechnung der Entgelte

Sofern neue Entgelte nicht termingerecht zum 1. Januar eines Pflegesatzzeitraumes in Kraft treten können, werden auf Grund der Weitergeltungsklausel zu niedrige oder zu hohe Entgelte aus dem Vorzeitraum weiterberechnet. Es entsteht dann ein Erlösanspruch des Krankenhauses (weitergeltende Entgelte sind im Verhältnis zu den neuen zu niedrig) oder eine Rückzahlungsverpflichtung des Krankenhauses (weitergeltende Entgelte sind im Verhältnis zu den neuen zu hoch gewesen).

Diese Mehr- oder Mindererlöse resultieren allein auf Grund der Verrechnung der Entgelte im Sinne eines Liquiditätsausgleichs und nicht im Zusammenhang mit den noch zu erläuternden Erlösausgleichen für Mehr- oder Minderleistungen bei Abweichung der Istleistungen von den Planleistungen des Krankenhauses. Für diese Fälle sieht das Pflegesatzrecht eine Verrechnung der Entgelte im bereits begonnenen Pflegesatzzeitraum vor. Für die somatischen Entgelte bestimmt § 15 Absatz 3 KHEntgG hierzu:

Mehr- oder Mindererlöse infolge der Weitererhebung des bisherigen Landesbasisfallwerts und bisheriger Entgelte nach den Absätzen 1 und 2 werden grundsätzlich im restlichen Vereinbarungszeitraum ausgeglichen. Der Ausgleichsbetrag wird im Rahmen des Zu- oder Abschlags nach § 5 Abs. 4 abgerechnet.

Analog legt § 15 Absatz 2 BPflV für die psychiatrischen Leistungen fest:

Mehr- oder Mindererlöse infolge der Weitererhebung der bisherigen Entgelte werden durch Zu- und Abschläge auf die im restlichen Vereinbarungszeitraum zu erhebenden neuen Entgelte ausgeglichen.

Hierzu berechnen und vereinbaren die Vertragsparteien auf der Ortsebene einen Prozentsatz, der auf die neuen Entgelte als Zuschlag (Nachzahlung von zu geringen Erlösen) oder Abschlag (Rückzahlung von zu hohen Erlösen) angewendet wird.

Zur Vermeidung eines zu starken Anstiegs der bisherigen Entgelte existiert für beide Budgetbereiche eine Obergrenze für den Zuschlag. Für die DRGs beträgt sie 15%, für die PEPP-Entgelte 30%. Für die somatischen Entgelte bestimmt § 15 Absatz 4 KHEntgG hierzu:

Würden die voll- und teilstationären Entgelte durch einen Zuschlag nach Satz 1 insgesamt um mehr als 15 Prozent erhöht, sind übersteigende Beträge in nachfolgenden Vereinbarungszeiträumen mit Hilfe des Zu- oder Abschlags nach Satz 1 bis jeweils zu dieser Grenze zu verrechnen.

Analog legt § 15 Absatz 2 BPflV für die psychiatrischen Leistungen fest:

Würden die Entgelte durch diesen Ausgleich und einen Betrag nach § 3 Absatz 9 insgesamt um mehr als 30 Prozent erhöht, sind übersteigende Beträge bis jeweils zu dieser Grenze in nachfolgenden Budgets auszugleichen.

Verständnisfragen zu Kapitel 10

1. Was ist eine Pflegesatzverhandlung, wer ist daran beteiligt und innerhalb welcher Fristen ist sie zu führen?
2. Was sagt das Prospektivitätsgebot aus und warum existiert es überhaupt?
3. Erläutern Sie den Prozess der Pflegesatzvereinbarung? Wer ist beteiligt?
4. Wie ist eine Schiedsstelle aufgebaut und wozu braucht man sie?

11 Betrachtung der Entgelte auf der Systemebene

11.1 Vereinbarungsebenen im G-DRG-System und im PEPP-System

Wie bereits bei der Erläuterung der DRG-Systematik erwähnt, ist es u.a. erforderlich, die Ermittlung der Vergütung für das Krankenhaus anhand eines Basisfallwerts durchzuführen. Dieser Basisfallwert ist Bestandteil eines gegliederten Vereinbarungssystems, welches Elemente auf der Bundesebene, auf der Landesebene und auf der krankenhausindividuellen Ebene in sich vereint. So wird der Katalog der DRGs auf der Bundesebene durch die Selbstverwaltungspartner vereinbart. Darüber hinaus werden ergänzende Entgelte in Form von sogenannten Zusatzentgelten auf dieser Ebene dem Grunde oder sogar der Höhe nach vereinbart.

Während in der Vergangenheit eine Kernaufgabe der Vertragsparteien auf der Landesebene darin bestand, den Landesbasisfallwert zu ermitteln und zu veröffentlichen, kommt diese Aufgabe mittlerweile ebenfalls den Vertragsparteien auf der Bundesebene zu. Auf der Landesebene oder der Krankenhausebene wird dieser u.U. mit Hilfe von Zu- und Abschlägen modifiziert (z.B. Mehrerlösausgleich).

Auf der Krankenhausebene schließlich sollen u.a. die geplanten Bewertungsrelationen zwischen den örtlichen Vertragsparteien (Krankenhaus und Krankenkassen) vereinbart werden.

11.2 Zeitliche Gliederung der Einführung der Entgelte

Wie in jedem Finanzierungssystem ist es selbstverständlich auch bei der Einführung des aG-DRG-Systems weder möglich noch ratsam, das System von »einem auf den anderen Tag« einzuführen. Der Gesetzgeber streckte die Einführung daher auf einen Zeitraum von insgesamt 8 Jahren. Zunächst war die Einführung auf lediglich 6 Jahre terminiert. Allerdings hätte eine derart schnelle Einführung zu dramatischen Verwerfungen auf dem Krankenhausmarkt und in den einzelnen Krankenhausbudgets geführt, sodass die Einführung über den Zeitablauf beginnend ab dem Jahr 2003 und endend im Jahr 2010 gestreckt wurde.

Nach einer sogenannten budgetneutralen Phase in den Jahren 2003 und 2004 sollten die einzelnen Krankenhausbudgets sukzessive an die neue Abrechnungssystematik angepasst werden. In der budgetneutralen Phase (1. Januar 2003 bis zum 31. Dezember 2004) wurde zunächst lediglich das Abrechnungssystem umgestellt, ohne dass die einzelnen Krankenhäuser irgendeine Budgetwirkung erfuhren. Dies bedeutete konkret: Vorhandene Budgets wurden lediglich mit Hilfe von DRGs abgebildet; das Budget selbst jedoch weder gemindert noch erhöht. Zudem konnten die Krankenhäuser optional bereits zum 1. Januar 2003 in das neue System einsteigen, während die Pflicht für alle ab 1. Januar 2004 bestand. Hieran schloss sich für alle Krankenhäuser eine Anpassung ihrer Budgets an.

- Hatte ein Krankenhaus nach Umrechnung seines Budgets in die DRG-Systematik ein »zu hohes« Budget, so sollte dieses Krankenhaus im Rahmen einer Konvergenzphase an ein realistisches (niedrigeres) Budget nach Maßgabe der DRGs angepasst werden.
- Hatte ein Krankenhaus nach Umrechnung seines Budgets in die DRG-Systematik ein »zu niedriges« Budget, so sollte dieses Krankenhaus im Rahmen der Konvergenzphase ebenfalls an ein realistisches (höheres) Budget nach Maßgabe der DRGs angepasst werden.

Wie bereits erwähnt, hatte der Gesetzgeber einen schnelleren Zeitplan im Auge. Allerdings war es notwendig, diese schnellere Umsetzung im Sinne der Krankenhäuser anzupassen. So wurde zunächst die Konvergenzphase von vier Schritten (2005 bis 2008) auf fünf Schritte erweitert (zuzüglich 2009). Aufgrund des politischen Drucks wurde der fünfte Schritt im Rahmen des KHRG ergänzend auf zwei Jahre gestreckt. Hiernach sollte ab dem Jahr 2011 das DRG-System als freies Preissystem auf dem Krankenhausmarkt etabliert sein. Das System der DRGs blieb, die Freiheit auf dem Krankenhausmarkt im Sinne eines Preissystems wurde nicht umgesetzt, da erhebliche Auswirkungen auf die Versorgungsstrukturen befürchtet wurden.

Die einzelnen Anpassungsstufen waren ausgehend vom vorhandenen Budget hin zu einem Zielwert formuliert, wobei die Anpassung der sich hieraus ergebenden Differenz in unterschiedlich hohen prozentualen Schritten erfolgte:

- 2005: 15 %
- 2006: 20 %
- 2007: 20 %
- 2008: 20 %
- 2009: 25 %, aber Streckung auf 2 Jahre, somit 12,5 %
- 2010: 12,5 %

Zur Vermeidung unbilliger Härten, die die Krankenhäuser stark unter Druck gesetzt hätten, wurde flankierend eine Kappungsregelung zu Gunsten der Krankenhäuser eingeführt. Sie bezog sich jedoch nicht auf den Differenzbetrag zwischen Ausgangs- und Zielbudget, sondern auf das jeweilige Vorjahresbudget.

- 2005: 1,0 %
- 2006: 1,5 %
- 2007: 2,0 %
- 2008: 2,5 %
- 2009: 3,0 %

Hierdurch konnte es passieren, dass ein Krankenhaus sein Budget um einen bestimmten Betrag anpassen musste, dieser jedoch auf Grund der Kappungsregelung geringer ausfiel. Ein analoger Anpassungsprozess wurde bei der Einführung der PEPPs vorgesehen. Allerdings begann dieser später, wurde zeitlich gestreckt und später vollends modifiziert. Eine ursprüngliche freiwillige Optionsphase in den Jahren 2013 bis 2016 wurde durch das Gesetz zur Weiterentwicklung der Finanzstruktur und der Qualität in der GKV (GKV-FQWG) um 1 weiteres Jahr (2017) verlängert. Hieran schlossen sich zwei Jahre einer verpflichtenden Einführung des Systems an (2018 und 2019). Erst im Jahr 2020 sollte dann eine 5-jährige Konvergenzphase beginnen und am 31.12.2024 enden.

Auch hierbei waren die einzelnen Anpassungsstufen ausgehend von einem vorhandenen Budget hin zu einem Zielwert formuliert, wobei die Anpassung der sich hieraus ergebenden Differenz in prozentualen Schritten vollzogen werden sollte.

Die verpflichtende Einführung des Systems wurde jedoch stark modifiziert. Seit dem Budgetjahr 2020 sind hierbei die Personalmindestvorgaben des Gemeinsamen Bundesausschusses (G-BA) zu berücksichtigen.

Die Richtlinie »Personalausstattung Psychiatrie und Psychosomatik-Richtlinie« (PPP-RL) des G-BA löste die seit fast 30 Jahren (1991) geltende Psychiatrie-Personalverordnung (Psych-PV) ab. Von großer Bedeutung ist der Wechsel des PEPP-Systems von einem ursprünglich geplanten erlösorientierten hin zu einem (weiterhin) kostenorientierten Entgeltsystem. Allerdings sollen mit Hilfe eines leistungsbezogenen Krankenhausvergleich die Basisentgeltwerte vergleichbarer Krankenhäuser an ein einheitliches Niveau angepasst werden. Die resultierenden Ergebnisse aus diesem Krankenhausvergleich veröffentlicht das InEK quartalsweise.

An die Konvergenzphase zur Harmonisierung der krankenhausindividuellen Basisfallwerte in der Somatik (DRG-System) hin zu einem landeseinheitlichen Basisfallwert schloss sich eine weitere Konvergenzphase an: Der Übergang von den landeseinheitlichen Basisfallwerten hin zu einem bundeseinheitlichen Basisfallwert (▶ Abb. 11.1).

Nach einer budgetneutralen Phase im Jahr 2009 folgten 5 Jahre der Konvergenz, in denen die Differenz zwischen Ausgangs- und Zielbudget jeweils zu 20 % angepasst wurde. Ziel war hierbei, am Ende des Zeitraums einen einheitlichen Bundesbasisfallwert für alle deutschen Krankenhäuser der Somatik zu erhalten. Dieser EINE Bundesbasisfallwert wurde jedoch zu Gunsten einer KORRIDOR-LÖSUNG verworfen. Hierzu wurde um den rechnerischen Bundesbasisfallwert eine Korridor nach oben (+2,5 %) und nach unten (-1,02 %) gebildet. Der Bundesbasisfallwert gilt seither als erreicht, wenn der jeweilige Landesbasisfallwert den Korridor erreicht.

Zur Sicherung der Versorgung wurde seinerzeit heftig um die Ausgestaltung des Bundesbasisfallwertes und der Korridorlösung gerungen. Als Kompromiss vereinbarte man einen asymmetrischen Aufbau, der die Bundesländer (und somit die dortigen Krankenhäuser), die traditionell einen geringeren Landesbasisfallwert hatten, durch eine kürzere Distanz zum Bundesbasisfallwert (-1,02%) begünstigt. Dieser Mechanismus kann – je nach Ausgangskonstellation – für ein Krankenhaus in einem Bundesland günstig oder nachteilig sein. Anhand eines fiktiven Beispiels soll dies erläutert werden.

Beispiel

In einem Bundesland liege der Landesbasisfallwert über dem Niveau des Bundesbasisfallwertes. Somit »konvergiert« der Landesbasisfallwert »von oben« in den Korridor. Der Bundesbasisfallwert betrage 4.000.– EUR. Somit liegt die obere Korridorgrenze bei 4.100.– EUR, die untere bei 3.959,20 EUR. Der Bundesbasisfallwert gilt bereits als umgesetzt, wenn der Landesbasisfallwert die obere Korridorgrenze erreicht. Der Landesbasisfallwert muss also nicht genau den Wert 4.000.– EUR erreichen und liegt auf einem höheren Niveau.

Anders verhält es sich bei einem Landesbasisfallwert, der unter dem Niveau des Bundesbasisfallwertes liegt. Er konvergiert »von unten« in den Korridor, setzt also den Bundesbasisfallwert bereits ab einem Betrag in Höhe von 3.959,20 EUR um.

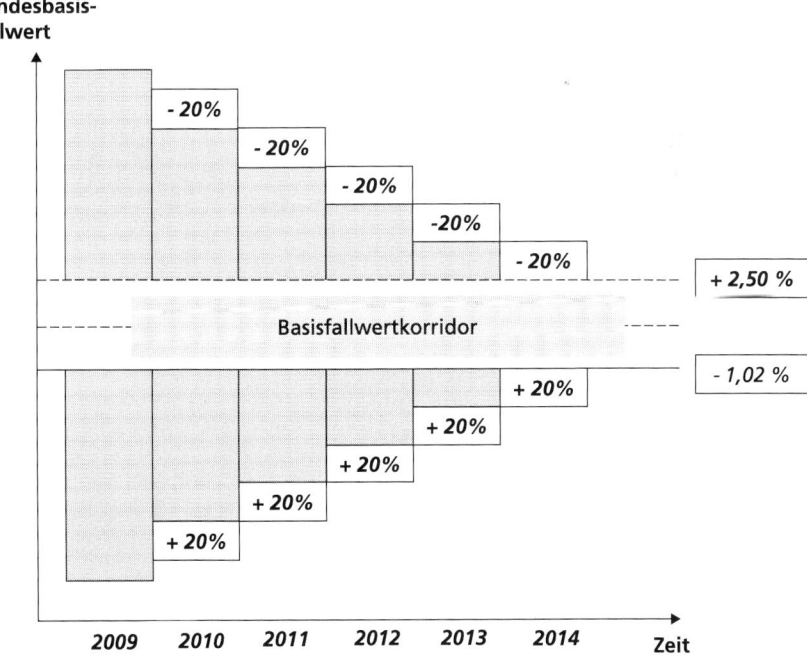

Abb. 11.1: Konvergenzprozess Landesbasisfallwert – Bundesbasisfallwert

Zur ausgewogenen Darstellung dieses Mechanismus gehört allerdings auch, dass eine für ein Bundesland – und somit für die dortigen Krankenhäuser – günstige Konstellation finanziell nachteilig für die dort zahlenden Krankenkassen ist, denn die Einnahmen der Krankenhäuser gehören zu den Ausgaben der Krankenkassen.

Verständnisfragen zu Kapitel 11

1. Welche Vereinbarungsebenen sind auch heute im G-DRG-System und im PEPP-System noch relevant?
2. Warum sah der Gesetzgeber eine behutsame Einführung der pauschalierten Entgelte vor und wie war diese strukturiert?
3. Was ist der Unterschied zwischen einem »Landesbasisfallwert« und dem »Bundesbasisfallwert«?
4. Welchen Sinn macht eine Korridorlösung bei der Einführung des Bundesbasisfallwertes?

12 Überblick über ausgewählte stationäre Abrechnungsregelungen

Aufgrund der hohen Komplexität des aG-DRG-Systems liegt es nahe, dass dem System auch eine Reihe von Abrechnungsregelungen beigegeben wurden.

Zu unterscheiden sind beispielsweise die Begriffe »Verbringung« und »Verlegung«. Im Fall der Verbringung verlässt der Patient das erstaufnehmende Krankenhaus lediglich temporär für eine ausgewählte Leistung in einem zweiten Krankenhaus. Er bleibt also formal für die gesamte Dauer seiner Behandlung Patient des ersten Krankenhauses. Das erstaufnehmende Krankenhaus muss folgerichtig die Leistung des zweiten Krankenhauses im Innenverhältnis vergüten, denn auch die (konsiliarische) Leistung des zweiten Krankenhauses gehört gemäß § 2 KHEntgG zu den allgemeinen Krankenhausleistungen des erstaufnehmenden Krankenhauses.

Bei einer Verlegung hingegen wird der Patient im erstaufnehmenden Krankenhaus entlassen und im zweiten Krankenhaus aufgenommen. In dieser Konstellation rechnet jedes der beteiligten Krankenhäuser seine jeweilige Leistung gegenüber dem Sozialleistungsträger des Patienten bzw. dem Patienten selbst ab.

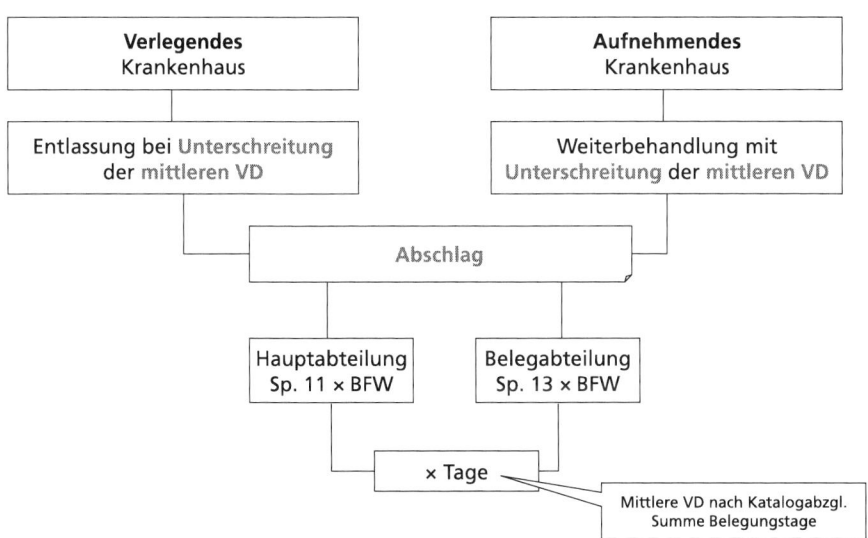

Abb. 12.1: Verlegung eines Patienten in ein anderes Krankenhaus

Die Berücksichtigung einer Verlegung wird mit Hilfe der Fallpauschalenvereinbarung geregelt, da es erforderlich ist, eine korrekte Aufteilung des Erlöses auf die beteiligten Einrichtungen sicherzustellen. Im Kern sieht diese Regelung vor, die Vergütung im verlegenden Krankenhaus um einen Abschlag zu mindern, sofern die Entlassung bei Unterschreitung der mittleren Verweildauer (vergleiche Erläuterungen in (▶ Kap. 8) erfolgt. Im Gegenzug ist die Vergütung im aufnehmenden Krankenhaus zu mindern, sofern dort ebenfalls die Weiterbehandlung bei Unterschreitung der ausgewiesenen mittleren Verweildauer erfolgt. Anhand des Schaubildes in Abbildung 12.1 soll dieser Mechanismus verdeutlicht werden (▶ Abb. 12.1).

Darüber hinaus existiert eine Regelung für Rückverlegungen in dasselbe Krankenhaus innerhalb von 30 Kalendertagen ab dem Entlassungsdatum. In diesen Fällen haben eine Zusammenfassung der Falldaten beider Aufenthalte und eine Neueinstufung des Behandlungsfalls zu erfolgen (sog. Fallzusammenführung). Diese Regelung soll vermeiden, dass Krankenhäuser Leistungen unvollständig erbringen und den Patienten zu früh entlassen.

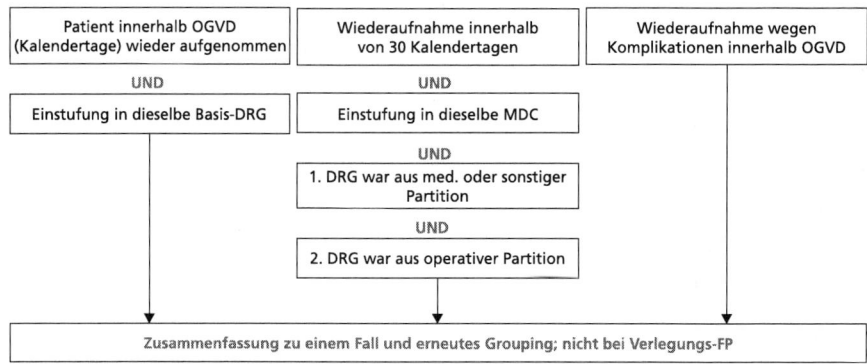

Abb. 12.2: Konstellationen bei der Wiederaufnahme eines Patienten

Wird der Patient schließlich erneut in dasselbe Krankenhaus aufgenommen (Wiederaufnahme), so hat auch hier eine Zusammenfassung der Falldaten und ein erneutes Grouping im Sinne der vorgenannten Fallzusammenführung zu erfolgen. Ausgenommen sind die sogenannten Verlegungs-DRGs, da sie ausdrücklich für derartige Fälle entwickelt wurden (▶ Abb. 12.2). Die Regelung zur Wiederaufnahme des Patienten unterscheidet hierbei drei Konstellationen:

- Der Patient wird innerhalb der oberen Grenzverweildauer wieder aufgenommen und in dieselbe Basis-DRG (Grunderkrankung) eingestuft.
- Der Patient wird innerhalb von 30 Kalendertagen wieder in dasselbe Krankenhaus aufgenommen und in dieselbe Hauptgruppe wie beim ersten Aufenthalt (z. B. Erkrankung des Kreislaufsystems) eingestuft. Hiernach berechnet das Krankenhaus für den ersten Aufenthalt eine DRG aus einer medizinischen oder sonstigen Partition in dieser Hauptgruppe, für den zweiten Aufenthalt eine DRG aus einer operativen Partition in dieser Hauptgruppe. Hierhinter steht die An-

nahme, dass das Krankenhaus die Behandlung unnötig unterbrochen hat, um die Leistung in präoperative/diagnostische Elemente und die eigentliche Therapie zu zerteilen.
- Der Patient wird innerhalb der oberen Grenzverweildauer aufgrund von Komplikationen erneut aufgenommen. Dieser Punkt ist in der praktischen Umsetzung in Bezug auf die Verantwortlichkeit für die Komplikation problematisch. Unabhängig davon, auf welche Ursache diese Komplikationen zurückzuführen sind, u. a. also auch bei Komplikationen bedingt durch eine ungenügende und nicht durch das Krankenhaus beeinflussbare Patienten-Compliance, muss das Krankenhaus einen Vergütungsabschlag hinnehmen.

Verständnisfragen zu Kapitel 12

1. Warum gibt es überhaupt Abrechnungsregeln im aDRG-System und welche kennen Sie?
2. Was ist eine »Verlegung« und was ist eine »Verbringung« und warum ist eine Rückverlegung in das erstaufnehmende Krankenhaus eigentlich eine verkappte Verbringung?
3. Was versteht man unter dem Begriff der »Fallzusammenführung« und warum existiert sie?
4. Welche Relevanz haben Komplikationen im Nachgang zur Patientenbehandlung bei der Abrechnung und wer muss dafür geradestehen?

13 Ausgleiche

13.1 Erlösausgleiche

13.1.1 Funktion und Ermittlung der Ausgleiche

Ein in anderen Bereichen der Wirtschaft unbekannter Mechanismus ist der Ausgleich zwischen Plan- und Isterlösen. Während ein Lebensmitteldiscounter sich darüber freut, wenn der tatsächliche Erlös den geplanten übersteigt, ist die Freude hierüber im Krankenhaus eher begrenzt, denn die (ungeplanten) Mehrerlöse müssen zu großen Teilen erstattet, also den Kunden (vertreten durch die Sozialleistungsträger) zurückgezahlt werden.

Hinter einem Ausgleich der Krankenhauserlöse steht einerseits die Philosophie, dass ein Krankenhaus grundsätzlich nur die mit den Sozialleistungsträgern vereinbarten Erlöse erhalten soll, nicht aber diejenigen, die es auf Grund von stärkerer Nachfrage der Patienten einnimmt. Andererseits sollen Unterschreitungen der Planerlöse nicht vollständig zu Lasten des Krankenhauses gehen. Da die Vergütung jeder einzelnen vereinbarten Patientenbehandlung sowohl fixe als auch variable Kostenanteile enthält, würden dem Krankenhaus bei Überschreitung der geplanten Leistungsmenge (und somit der geplanten Erlöse) ohne einen Ausgleich auch für die mehr erbrachten Patienten die vollen Kosten erstattet, obwohl die fixen Kosten (z. B. Personalkosten) bereits bei der ursprünglich vereinbarten Leistungsmenge vollständig erstattet wurden.

Bei Unterschreitung der geplanten Erlöse würden dem Krankenhaus ohne einen Ausgleich auf Grund der nicht vollständig erbrachten Leistungsmenge (und somit der geplanten Erlöse) nicht einmal die fixen Kosten (z. B. Personalkosten) erstattet, da in jeder geplanten Leistung Anteile der fixen und Anteile der variablen Kosten vergütet werden.

Im Fall einer Überschreitung der Planerlöse muss das Krankenhaus also die überzahlten fixen Kosten rückerstatten. Bei einer Unterschreitung werden ihm die unterzahlten fixen Kosten nachvergütet.

Technisch ist der Ausgleich eine retrospektive Betrachtung der tatsächlich erbrachten Leistungen und der hiermit verbundenen Erlöse, die mit den (im Rahmen der Budgetverhandlungen) vereinbarten Planleistungen und Planerlösen abgeglichen werden. Neben der reinen Ermittlung sieht das Pflegesatzrecht eine strukturierte Verrechnung eventueller Mehr- oder Mindererlöse vor.

- **Übersteigen** die Isterlöse die Planerlöse, spricht man von Mehrerlösen. Diese Überschreitung hat zur Folge, dass die Mehrerlöse in Höhe festgelegter Quoten (Ausgleichssätze) vom Krankenhaus an die Sozialleistungsträger zurückzuzahlen sind.
- **Unterschreiten** die Isterlöse die Planerlöse, spricht man von Mindererlösen. Diese Unterschreitung hat zur Folge, dass dem Krankenhaus die Mindererlöse in Höhe festgelegter Quoten (Ausgleichssätze) von den Sozialleistungsträger nachgezahlt werden.

Zu beachten ist hierbei, dass nur ein Ausgleich und keine dauerhafte Korrektur erfolgt, das heißt, im Nachgang zu einer Vereinbarung der Vertragsparteien werden Abweichungen – also der übersteigende bzw. der unterschreitende Betrag – ausgeglichen. In nachfolgenden Pflegesatzzeiträumen werden diese Ausgleiche nicht im Sinne einer Basisberichtigung berücksichtigt. Dies ist ein wesentlicher Unterschied zum später noch darzustellenden Mehrleistungs- und zum Fixkostendegressionsabschlag. Bei diesen Mechanismen werden basiserhöhende bzw. basissenkende Wirkungen ausgeglichen. Das Krankenhaus erhält dann u.U. in Folgejahren dauerhaft mehr oder weniger Erlöse.

Im Rahmen dieser Darstellung soll nur grundsätzlich und im Überblick auf die Ausgleichssystematik eingegangen werden. Eine differenzierte und in zahlreichen Nuancen ausgeprägte Betrachtung liefern zahlreiche Werke, mit denen die vorliegende Ausarbeitung nicht in Konkurrenz treten möchte.

Da die Thematik anhand einer rein textlichen Beschreibung zu komplex wäre, erfolgt die Erläuterung mit Hilfe eines Rechenbeispiels (▶ Tab. 13.1).

Beispiel

Ein Krankenhaus vereinbart (prospektiv) mit den Sozialleistungsträgern die Erbringung von 20 Leistungen, die mit der DRG A, und 10 Leistungen, die mit der DRG B abgerechnet werden, zu einem Planerlös von 5.000.– EUR je DRG A und 2.000.– EUR je DRG B. Der sich hieraus ergebende Planerlös beträgt somit 120.000.– EUR.

Tab. 13.1: Plan-Erlösbudget

Entgelt	Anzahl	Betrag	Erlös
DRG A	20	5.000.–	100.000.–
DRG B	10	2.000.–	20.000.–
Summen	30		120.000.–

Nach Abschluss des Pflegesatzzeitraums (retrospektiv) ergeben sich folgende Isterlöse (▶ Tab. 13.2):

- 19 × DRG A zu je 5.000.– EUR und 15 × DRG B zu je 2.000.– EUR

Die sich hieraus ergebenden Isterlöse betragen 125.000.– EUR.

Tab. 13.2: Ist-Erlösbudget

Entgelt	Anzahl	Betrag	Erlös
DRG A	19	5.000.–	95.000.–
DRG B	15	2.000.–	30.000.–
Summen	34		125.000.–

Für die Budgetvereinbarung eines folgenden Budgetzeitraumes sind nun die Planerlöse den Isterlösen gegenüberzustellen. Gemäß den gesetzlichen Vorgaben des Krankenhausentgeltgesetzes (KHEntgG) werden die sich ergebenden Beträge in einer Summe (!) ausgeglichen.

Im vorliegenden Beispiel hat das Krankenhaus die Planerlöse um 5.000.– EUR überschritten und muss daher bei Anwendung der Ausgleichsquote (▶ Kap. 13.1.2) 65 % dieser Mehrerlöse (= 3.250.– EUR) an die Sozialleistungsträger zurückzahlen (▶ Tab. 13.3).

Tab. 13.3: Ermittlung des Ausgleichs

	Betrag	
Planerlös	120.000.–	
Isterlös	125.000.–	
Differenz (Mehrerlös)	+ 5.000.–	
Ausgleichsquote	65 %	
Ausgleichsbetrag	3.250.–	Muss das Krankenhaus zurückzahlen!

13.1.2 Höhe der Ausgleichsquoten

Grundsätzlich erlaubt das Pflegesatzrecht eine Vereinbarung der Ausgleichsquoten zwischen den Vertragsparteien. Dies kann zielführend sein, wenn hohe Risiken in Bezug auf die Istleistungsmenge zu befürchten sind oder Entgelte mit hohem Materialkostenanteil erbracht werden sollen. Erfolgt keine abweichende Vereinbarung, gibt der Gesetzgeber die nachfolgenden Ausgleichsquoten vor (▶ Tab. 13.4, ▶ Tab. 13.5).

Tab. 13.4: Ausgleich Mindererlöse

Mindererlöse	
Allgemein	20 %
Aus Zusatzentgelten für Arzneimittel und Medikalprodukte	Kein Ausgleich
Auf Grund einer Epidemie	Individuelle Vereinbarung der Vertragsparteien im Nachhinein möglich

Tab. 13.5: Ausgleich Mehrerlöse

Mehrerlöse	
Aus Zusatzentgelten für Arzneimittel und Medikalprodukte	25 %
Aus Fallpauschalen für schwerverletzte, insbesondere polytraumatisierte oder schwer brandverletzte Patienten	25 %
Sonstige Mehrerlöse (= Allgemein)	65 %
Fallpauschalen mit einem sehr hohen Sachkostenanteil	Individuelle Vereinbarung der Vertragsparteien im Voraus
Teure Fallpauschalen mit einer schwer planbaren Leistungsmenge, insbesondere bei Transplantationen oder Langzeitbeatmung	Individuelle Vereinbarung der Vertragsparteien im Voraus
Auf Grund einer Epidemie	Individuelle Vereinbarung der Vertragsparteien im Nachhinein möglich

Mehr- oder Mindererlöse aus Zusatzentgelten für die Behandlung von Blutern werden nicht ausgeglichen.

13.1.3 Verrechnung der Ausgleichsbeträge

Es stellt sich nun die Frage, auf welchem Weg die Rückzahlung bzw. die Nachzahlung der Ausgleichsbeträge erfolgt. Es ist nicht möglich, die resultierenden Beträge mittels Überweisung der zahlungspflichtigen Seite an die begünstigte Seite durchzuführen.

Der Grund besteht in der Zusammensetzung der Sozialleistungsträger. Während das Krankenhaus eine Vertragspartei darstellt, kann sich die Gruppe der Sozialleistungsträger grundsätzlich aus sämtlichen gesetzlichen und privaten Krankenversicherungen zusammensetzen. Wer soll dann welchen Anteil des ermittelten Ausgleichsbetrages zahlen bzw. erhalten? Das Pflegesatzrecht sieht hierfür eine Verrechnung über einen nachfolgenden Pflegesatzzeitraum vor.

13 Ausgleiche

Auch dies sei an einem Beispiel verdeutlicht (▶ Abb. 13.1):

1. Im Pflegesatzzeitraum 2024 hat das Krankenhaus Mehrleistungen erbracht. Hieraus ergibt sich eine Rückzahlungsverpflichtung der Mehrerlöse nach dem KHEntgG bzw. der BPflV.
2. Da der Betrag erst im Pflegesatzzeitraum 2025 feststeht, kann ihn das Krankenhaus frühestens bei der Budgetermittlung für den Pflegesatzzeitraum 2026 (also prospektiv) berücksichtigen. Er mindert das Plan-Erlösbudget im vorliegenden Fall von 110,0 Mio. EUR auf 100,0 Mio. EUR.
3. Nach erfolgter Budgetvereinbarung für den Pflegesatzzeitraum 2026 steht dem Krankenhaus somit von vornherein ein um 10,0 Mio. EUR gekürztes Budget zur Verfügung.
4. Bei der Fakturierung des Budgets im Pflegesatzzeitraum 2026 (in Form von DRGs oder tagesgleichen Pflegesätzen) fließt dieser Betrag zusammen mit dem vereinbarten Budget den Sozialleistungsträgern (saldiert) zu. Je nach Belegungsanteil in diesem Krankenhaus erhalten sie entsprechende Anteile der Ausgleichszahlung rückerstattet. Im Falle von Mindererlösen erfolgt eine analoge Belastung der einzelnen Sozialleistungsträger.

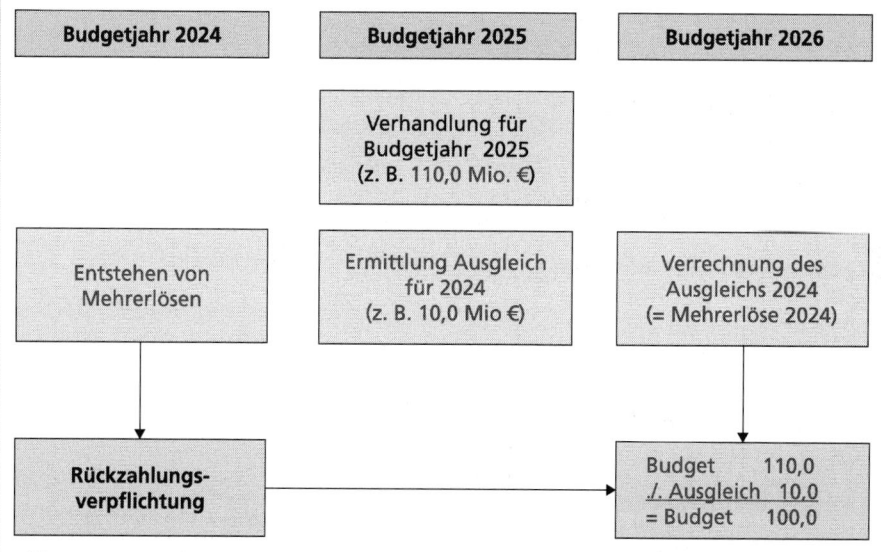

Abb. 13.1: Verrechnung der Ausgleichsbeträge

Zwei Schönheitsfehler besitzt diese Art der Verrechnung: Entsprächen Art und Anzahl der Patienten einer Krankenkasse im zu Grunde liegenden »Ausgleichsjahr« (2024) exakt der Belegung im »Fakturierungsjahr« (2026), würden die Erlöse verursachungsgerecht den einzelnen Sozialleistungsträgern zufließen bzw. von diesen zu tragen sein. Darüber hinaus würde eine verursachungsgerechte Rückzahlung der Erlöse voraussetzen, dass diese genau der zuvor zahlungspflichtigen Krankenkasse zurückgezahlt werden. Doch es ist kaum zu erwarten, dass Patienten der zuvor zahlungspflichtigen Krankenkasse auch im Verrechnungsjahr in dem Krankenhaus behandelt werden und dann die Erlöse genau passen und verrechenbar sind.

Zur Lösung dieses Dilemmas geht das Pflegesatzrecht davon aus, dass ein Krankenhaus den Ausgleichsbetrag für Mehrerlöse »an die Gruppe der Sozialleistungsträger zurückzahlt«. Ebenso betrachtet man die Situation der Minderlöse, wenn also das Krankenhaus Zahlungen erhielte. Über einen längeren Zeitraum wird dieser Effekt also systembedingt ausgeglichen. Einzig bei einem neu hinzukommenden Sozialleistungsträger oder bei dem Ausscheiden eines solchen wäre das nicht lösbar.

13.2 Mehrleistungsabschlag

13.2.1 Modifikation der Ausgleichsermittlung durch neue Anforderungen

Im Gegensatz zu den zuvor dargestellten Mechanismen der Mehr- oder Mindererlösausgleiche kann der Mehrleistungsabschlag (und danach anschließend der Fixkostendegressionsabschlag) zu einer dauerhaften Erhöhung des Krankenhausbudgets führen. Der Gesetzgeber versuchte mit Verabschiedung des Gesetzes zur nachhaltigen und sozial ausgewogenen Finanzierung der GKV (GKV-Finanzierungsgesetz – GKV-FinG) ab dem Budgetjahr 2011 den Nachteil einer lediglich temporären Budgetanhebung durch die Ausgleichsberechnung in Form des Mehrleistungsabschlags zu vermeiden.

13.2.2 Funktion und Ermittlung des Abschlags

Für den Fall, dass ein Krankenhaus dauerhaft plante, das Krankenhausbudget zu steigern, waren die Möglichkeiten der Vertragsparteien begrenzt. Lagen keine im Gesetz vorgesehenen Gründe vor, konnte das jeweiligen Krankenhausbudget nicht gesteigert werden.

Ab dem Jahr 2011 ermöglichte § 4 Absatz 2a KHEntgG den Vertragsparteien, einen (zeitlich begrenzten) Abschlag für Mehrleistungen gegenüber dem Vorjahr zu vereinbaren. Nach einer Dauer von 3 Jahren sollte dieser Abschlag auf die Erlöse der über das bisherige Budget vereinbarten Leistungen aufgehoben werden, sodass dann dauerhaft der vollständige Erlös für die Mehrleistungen zur Verfügung stand. Systematisch basierte der Mehrleistungsabschlag auf zwei einfachen Gesetzmäßigkeiten der Kostenrechnung:

1. Die Fallkosten (durchschnittliche Kosten) sinken bei Anstieg der Menge.
2. Die Fixkosten sind bereits durch die Ausgangsmenge (ohne Mehrleistungen) gedeckt.

Eine Ausnahme sollten lediglich Leistungen mit einem Sachkostenanteil von mehr als 2/3 darstellen.

13.2.3 Höhe des Abschlags

Im Jahr 2011 legte der Gesetzgeber diesen Abschlag in Höhe von 30% einheitlich fest. Für das Jahr 2012 ging er dann davon aus, dass die Vertragsparteien in der Lage wären, den Abschlag für das Folgejahr festzulegen. Doch dies war nicht der Fall, da insbesondere aus dem Lager der Sozialleistungsträger der Anspruch formuliert wurde, den folgenden Abschlag unter den bisherigen Abschlag in Höhe von 30% abzusenken. Konflikte waren vorprogrammiert. Der Gesetzgeber legte daher für die Jahre 2013 bis 2016 einen Abschlag in Höhe von 25% fest.
Doch aus der Systematik des Mehrleistungsabschlags drohte Ungemach ...

13.3 Fixkostendegressionsabschlag

Gut gedacht ist leider nicht immer gut gemacht!
Grundsätzlich war die Einführung eines auf 3 Jahre befristeten (Mehrleistungs-)Abschlags auf die Erlöse der geplanten Mehrleistungen im Sinne einer Basiserhöhung zu begrüßen. Allerdings führte der Abschlag der beteiligten Krankenhäuser »im Hintergrund« zu einem Nachteil für alle Krankenhäuser. Der Grund lag in der Ermittlung des Basisfallwerts zur Umrechnung der Bewertungsrelationen in Erlöse und der Übermittlungspflicht der Krankenhäuser, alle fakturierten Entgelte gemäß § 21 KHEntgG an das DRG-Institut zu übermitteln. In die Kalkulation eines (nachfolgenden) Basisfallwerts für das folgende Jahr gingen grundsätzlich sämtliche Erlöse der Krankenhäuser ein, also auch die geminderten der Krankenhäuser mit Abschlägen. Dies führte »im Hintergrund« zu einer Absenkung des Basisfallwerts für alle Krankenhäuser, auch für diejenigen, die überhaupt keinen Abschlag vereinbart hatten. Es kam zur sog. doppelten Degression, die der Gesetzgeber mit dem dann folgenden Fixkostendegressionsabschlag ab dem Budgetjahr 2017 im Rahmen des Gesetzes zur Reform der Strukturen der Krankenhausversorgung (Krankenhaus-Strukturgesetz – KHSG) wieder beseitigte. Neben der grundsätzlichen Fehlkonstruktion wirkte der Mehrleistungsabschlag bei bestimmten Konstellationen sogar kontraproduktiv:

1. Aufbau neuer Kapazitäten nach Maßgabe der Krankenhausplanung, da eine neu einzurichtende Fachabteilung die gesamten Erlöse (also ohne Abschlag) benötigt.
2. Schwer planbare/aufwändige Leistungen (z. B. Schwerverletzte, Transplantationen) konnten dem Mehrleistungsabschlag ebenso wenig unterworfen werden wie neu in den Katalog aufgenommene Entgelte.

3. Umwandlung von Beleg- in Hauptabteilungen, da auch hier – ebenso wie beim Aufbau neuer Kapazitäten – die vollständigen Erlöse vonnöten sind.

13.3.1 Modifikation der Modifikation

Zur Vermeidung der bereits erläuterten doppelten Degression führte der Gesetzgeber ab dem Jahr 2017 den Fixkostendegressionsabschlag nach § 4 Absatz 2b KHEntgG ein. Er ersetzte den Mehrleistungsabschlag und geht seither von einer befristeten Dauer von 3 Jahren aus. Wie sein Vorgänger stellt auch er auf geplante Mehrleistungen in Bezug auf die Vereinbarung des Vorjahres ab.

Die Verrechnung erfolgt allerdings nur durch einen Abschlag auf alle Leistungen des vereinbarenden Krankenhauses. Die doppelte Degression wurde ausgeschlossen. Zudem präzisierte der Gesetzgeber den Begriff der »Leistungssteigerung«. Sie bedeutet, dass ein Mehrerlös nur durch eine echte Mehrleistung entstehen kann und nicht durch kluge rechnerische Darstellungen. Hiernach sind bspw. keine Leistungssteigerungen:

1. Budgeterhöhungen durch Anstieg des Basisfallwerts,
2. Budgeterhöhungen durch Upcoding auf Grund des sog. Kodiereffektes oder
3. Budgeterhöhungen durch eine Aufwertung des DRG-Katalogs (Katalogeffekt).

13.3.2 Höhe der Ausgleichsquoten

Nach einer anfänglichen Diskussion und angedachten Dreiteilung der Ermittlung des Fixkostendegressionsabschlags auf der Bundes-, Landes- und Ortsebene mit Schiedsstellenfähigkeit formulierte der Gesetzgeber einen konstanten Vomhundertsatz in Höhe von 35% in § 4 Absatz 2a des KHEntgG mit einer dreijährigen Laufzeit.

13.3.3 Funktion und Ermittlung des Abschlags

Die Funktion der Fixkostendegressionsabschlags besteht darin, geplante Mehrleistungen in Bezug auf die Vereinbarung des Vorjahres zu ermöglichen. Auch wenn es nur um das Mehr an Leistungen geht, erfolgt hierzu ebenfalls ein Abschlag auf **alle Leistungen** des vereinbarenden Krankenhauses. In Abweichung zum vorherigen Mehrleistungsabschlag wird allerdings die doppelte Degression ausgeschlossen, andere Krankenhäuser werden nicht mehr über den Umweg des Basisfallwertes belastet.

Die Ermittlung des Abschlags soll anhand einer schematischen Darstellung für das Jahr 2025 erläutert werden.

Ermittlung der Mehrleistungen

	Anzahl der geplanten Mehrleistungen 2025
./.	Anzahl der (bisherigen) Leistungen 2024
=	Mehrleistungen 2025
×	Bewertungsrelationen Leistungen 2025
×	Basisfallwert 2025
=	Gesamtbetrag des Abschlags 2025–2027
×	35 %
=	Gesamtbetrag des Abschlags für 2025

Dieser wird über **alle Leistungen** des Budgetjahres 2025 verrechnet.

Verrechnung des Abschlags

	Gesamtbetrag des Abschlags für 2025
÷	Geplantes Budget 2025
=	Relativer Abschlag

	Basisfallwert 2025
×	Relativer Abschlag
=	Abschlagsbetrag je Bewertungsrelation (CW = 1,0)

Vereinfachtes Beispiel

Aufgrund seiner hohen Komplexität soll der Fixkostendegressionsabschlag nachfolgend anhand eines stark vereinfachten Beispiels verdeutlicht werden. In der Praxis wird es eher selten vorkommen, dass die dargestellte sehr geringe Fallzahl (im konkreten Fall 20 Mehrleistungen) auftritt.

Geplante Mehrleistungen 2025 gegenüber 2024	20
Bewertungsrelation der geplanten Leistungen 2025	2,5
Geplanter Case-Mix des Krankenhauses 2025	5.000
Basisfallwert 2025 (angenommen)	4.500.– EUR

Ermittlung der Mehrleistungen

	Leistungen 2025	220
./.	Leistungen 2024	200
=	Mehrleistungen	20
×	Bewertungsrelation je Leistung	2,5
×	Basisfallwert 2025	4.500.– EUR
=	Gesamtbetrag Mehrleistungen 2025–2027	225.000.– EUR
×	35 %	
=	Gesamtbetrag des Abschlags 2025	78.750.– EUR

Verrechnung des Abschlags

Abschlag relativ

	Gesamtbetrag des Abschlags 2025	78.750.– EUR
÷	Planbudget 2025 (5.000 × 4.500.– EUR)	22.500.000.– EUR
=	Relativer Abschlag	0,0035

Abschlag absolut

	Basisfallwert 2025	4.500.– EUR
×	Relativer Abschlag	0,0035
=	Abschlagsbetrag je Bewertungsrelation	15,75 EUR

Verprobung

	15,75 EUR Abschlagsbetrag je Bewertungsrelation
×	5.000 Bewertungsrelationen (Case-Mix des Krankenhauses)
=	78.750.– EUR (Gesamtbetrag des Abschlags 2025)

13.3.4 Ausnahmen der Anwendung

Zur Vermeidung von patientenschädigenden Effekten formulierte der Gesetzgeber klare Ausnahmen von der Anwendung des Fixkostendegressionsabschlags. Nicht anzuwenden ist dieser bei:

1. Transplantationen, Polytraumata, schwer brandverletzten Patientinnen und Patienten, der Versorgung von Frühgeborenen und bei Leistungen der neurologisch-neurochirurgischen Frührehabilitation nach einem Schlaganfall oder einer Schwerstschädelhirnverletzung der Patientin oder des Patienten,
2. Leistungen mit einem Sachkostenanteil von mehr als zwei Dritteln,
3. zusätzlich bewilligten Versorgungsaufträgen, für die bislang keine Abrechnungsmöglichkeit bestand,
4. Leistungen von nach § 2 Absatz 2 Satz 4 krankenhausplanerisch ausgewiesenen Zentren,
5. Leistungen, deren Bewertung nach § 9 Absatz 1c abgesenkt oder abgestuft wurde,
6. Leistungen zur Behandlung von Patientinnen und Patienten mit einer SARS-CoV-2-Infektion oder mit Verdacht auf eine SARS-CoV-2-Infektion,
7. Leistungen, die von den Vertragsparteien nach § 11 Absatz 1 von der Erhebung des Abschlags ausgenommen werden, um unzumutbare Härten zu vermeiden.

Nur hälftig anzuwenden ist er für Leistungen, die in dem Katalog nicht mengenanfälliger Leistungen nach § 9 Absatz 1 Nummer 6 aufgeführt sind. Diese hälftige Anwendung gilt auch für Leistungen, die durch eine Verlagerung von Leistungen zwischen Krankenhäusern begründet sind, die nicht zu einem Anstieg der Summe der effektiven Bewertungsrelationen im Einzugsgebiet des Krankenhauses führt.

13.4 Abgrenzung der einzelnen Ausgleichs- und Basisbereinigungsmechanismen

Die Darstellung und Wirkungsweise der Ausgleichs- und Basisbereinigungsmechanismen ist komplex und wird nicht ohne Grund als die hohe Kunst der Krankenhausfinanzierung bezeichnet. Selbst Praktikern sind sie nicht in allen Fällen geläufig. Aus diesem Grund soll nun abschließend eine tabellarische und grafische Abgrenzung der einzelnen Mechanismen vorgenommen werden (▶ Tab. 13.6 und ▶ Abb. 13.2).

Tab. 13.6: Gegenüberstellung des Erlösausgleichs und der Abschlagsregelungen

Kriterium	Erlösausgleich	Mehrleistungsabschlag	Fixkostendegressionsabschlag
Prospektivität	Keine prospektive Berücksichtigung in Verhandlung	Prospektive Berücksichtigung in Verhandlung	Prospektive Berücksichtigung in Verhandlung

13.4 Abgrenzung der einzelnen Ausgleichs- und Basisbereinigungsmechanismen

Tab. 13.6: Gegenüberstellung des Erlösausgleichs und der Abschlagsregelungen – Fortsetzung

Kriterium	Erlösausgleich	Mehrleistungsabschlag	Fixkostendegressionsabschlag
Wirkung	Wirkt erst ex-post	Wirkt prospektiv	Wirkt prospektiv
Inhalt	Ausgleich der Mehrleistungen gegenüber der Planmenge	Vertragsparteien vereinbaren einen »Rabatt« auf die Mehrleistungen	Vertragsparteien vereinbaren einen »Rabatt« auf die Mehrleistungen
Basiswirkung	Keine Basiswirkung	Basiswirkung	Basiswirkung
Nebeneffekte		**Aber:** Negativer Effekt der »Kollektivhaftung«, da der Landesbasisfallwert bei Überschreitung der Gesamtmenge an Leistungen im Land gekürzt wird!	Lediglich hausindividuelle Berücksichtigung und kein negativer Effekt der »Kollektivhaftung«, da der Landesbasisfallwert bei Überschreitung der Gesamtmenge an Leistungen im Land nicht gekürzt wird!
Höhe		Höhe: 30 %, später 25 %	35 %

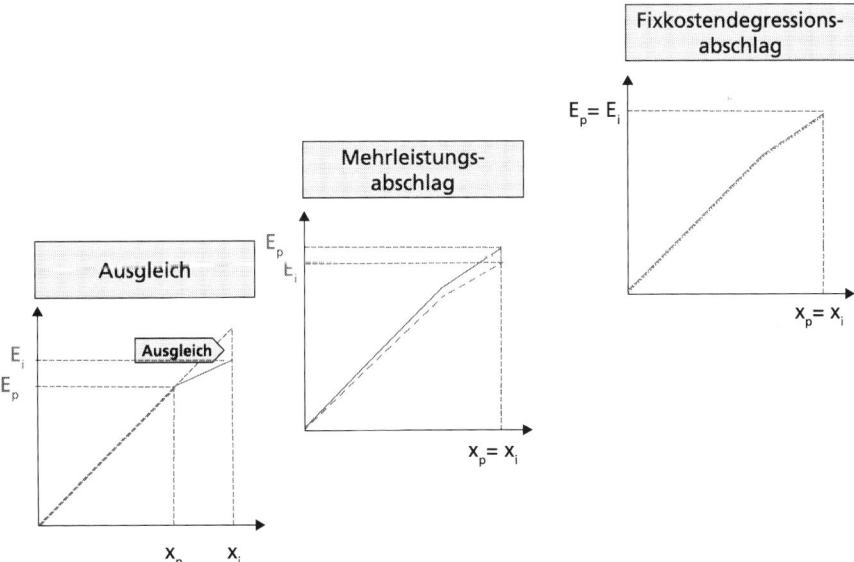

Abb. 13.2: Grafische Darstellung des Erlösausgleichs und der Abschlagsregelungen

137

Verständnisfragen zu Kapitel 13

1. Was ist ein Erlösausgleich, wozu dient er und warum ist zwischen Mehr- und Mindererlösen zu unterscheiden?
2. Warum müssen Ausgleiche überhaupt berechnet werden und wie und wann werden die daraus folgenden Zahlungen verrechnet?
3. Welche Aufgabe hatte der Mehrleistungsabschlag, warum wurde er wieder beseitigt und wie heißt sein Nachfolger? Was kann er besser?
4. Können Sie den regulären Ausgleich, den Mehrleistungsabschlag und den Fixkostendegressionsabschlag voneinander abgrenzen?

14 Krankenhausreform zum 01.01.2025

14.1 Eckpunkte und Vorbereitung des Verfahrens

Nach einem zwei Jahre andauernden Vorlauf trat mit dem Krankenhausversorgungsverbesserungsgesetz (KHVVG vom 12.12.2024) die Krankenhausreform zum 01.01.2025 in Kraft. Eine wichtige dahinterstehende politische Absicht ist das Ingangsetzen dringend notwendiger Veränderungsprozesse zur Vermeidung eines ungeordneten Kliniksterbens. Im Vorfeld hatte das Bundesministerium für Gesundheit eine Regierungskommission eingesetzt, die u. a. folgende Ziele verfolgte:

- Bundeseinheitliche Definition von Krankenhaus-Versorgungsstufen (Level), um lokale, regionale und überregionale Versorgungsaufträge abzugrenzen.
- Bildung eines Systems von Leistungsgruppen, die passgenauer als durch DRGs und Fachabteilungen den Leveln zugeordnet und dem Bevölkerungsbedarf angepasst werden können.
- Reduktion der mengenbezogenen Komponente zugunsten einer bedarfsgerechten und qualitätsorientierten Vorhaltefinanzierung.

Hierzu entwickelte die Kommission ein Versorgungsstufenmodell, das die stationäre Versorgung in Stufen einteilte und so das bisherige allgemeine Modell der Versorgungsstufen nach Grund-, Regel-, Schwerpunkt- und Maximalversorgung ersetzen sollte. Diese Vorschläge wurden im verabschiedeten Gesetz weitestgehend übernommen.

Neben der Neustrukturierung der stationären Versorgung sollen Krankenhäuser darüber hinaus Leistungen **in Form sektorenübergreifender Versorgungseinrichtungen** nach § 115 g SGB V erbringen können und weiterführende ambulante Behandlungsmöglichkeiten erhalten. Das bereits seit 1993 im Sozialgesetzbuch Fünftes Buch hinterlegte Ziel einer Substitution von stationären durch ambulante Leistungen soll dadurch stärker unterstützt werden und Krankenhäuser sollen weitere Optionen für die ambulante Behandlung erhalten.

Hochschulkliniken sollen stärker die Aufgabe der Koordination übernehmen und das stark bürokratische Verfahren des Medizinischen Dienstes soll vereinfacht werden hin zu einer eher stichprobenorientierten Prüfung.

14.2 Bildung von Leistungsgruppen

Das zentrale Steuerungselement der Reform stellen die 65 Leistungsgruppen (Stand 01.01.2025) im Sinne einer Mindestanforderung dar (▶ Tab. 14.1). Sie ergeben sich aus Anlage 1 zu § 135d SGB V des Gesetzes zur Förderung der Qualität der stationären Versorgung durch Transparenz (Krankenhaustransparenzgesetz) vom 22.03.2024 und aus dem Anhang zu Artikel 1 Nummer 25 des Gesetzes zur Verbesserung der Versorgungsqualität im Krankenhaus und zur Reform der Vergütungsstrukturen (Krankenhausversorgungsverbesserungsgesetz — KHVVG) vom 12.12.2024.

Tab. 14.1: Systematik der Leistungsgruppen auf Bundesebene

Nr.	Leistungsgruppe
Internistische Leistungsgruppen	
1	Allgemeine Innere Medizin
2	Komplexe Endokrinologie und Diabetologie
3	Infektiologie
4	Komplexe Gastroenterologie
5	Komplexe Nephrologie
6	Komplexe Pneumologie
7	Komplexe Rheumatologie
8	Stammzelltransplantation
9	Leukämie und Lymphome
10	EPU/Ablation
11	Interventionelle Kardiologie
12	Kardiale Devices
13	Minimalinvasive Herzklappenintervention
Chirurgische Leistungsgruppen	
14	Allgemeine Chirurgie
15	Kinder- und Jugendchirurgie
16	Spezielle Kinder- und Jugendchirurgie
17	Plastische und Rekonstruktive Chirurgie
18	Bauchaortenaneurysma
19	Carotis operativ/interventionell
20	Komplexe periphere arterielle Gefäße
21	Herzchirurgie
22	Herzchirurgie – Kinder und Jugendliche
23	Endoprothetik Hüfte
24	Endoprothetik Knie
25	Revision Hüftendoprothese

Tab. 14.1: Systematik der Leistungsgruppen auf Bundesebene – Fortsetzung

Nr.	Leistungsgruppe
26	Revision Knieendoprothese
27	Spezielle Traumatologie
28	Wirbelsäuleneingriffe
29	Thoraxchirurgie
30	Bariatrische Chirurgie
31	Lebereingriffe
32	Ösophaguseingriffe
33	Pankreaseingriffe
34	Tiefe Rektumeingriffe
Weitere Leistungsgruppen	
35	Augenheilkunde
36	Haut- und Geschlechtskrankheiten
37	MKG
38	Urologie
39	Allgemeine Frauenheilkunde
40	Ovarial-CA
41	Senologie
42	Geburten
43	Perinataler Schwerpunkt
44	Perinatalzentrum Level 1
45	Perinatalzentrum Level 2
46	Allgemeine Kinder- und Jugendmedizin
47	Spezielle Kinder- und Jugendmedizin
48	Kinder-Hämatologie und -Onkologie – Stammzelltransplantation
49	Kinder-Hämatologie und -Onkologie – Leukämie und Lymphome
50	HNO
51	Cochleaimplantate
52	Neurochirurgie
53	Allgemeine Neurologie
54	Stroke Unit
55	Neuro-Frühreha (NNF, Phase B)
56	Geriatrie
57	Palliativmedizin
58	Darmtransplantation
59	Herztransplantation
60	Lebertransplantation
61	Lungentransplantation
62	Nierentransplantation

Tab. 14.1: Systematik der Leistungsgruppen auf Bundesebene – Fortsetzung

Nr.	Leistungsgruppe
63	Pankreastransplantation
64	Intensivmedizin
65	Notfallmedizin

Bundeseinheitlich werden Qualitätskriterien für die Krankenhausbehandlung mit Bezug auf die Struktur- und Prozessqualität vorgegeben. Dies sind bspw. Vorgaben für die Vorhaltung der personellen und sächlichen Ausstattung. Die Krankenhäuser müssen diese Qualitätskriterien erfüllen.

Für Leistungen außerhalb der zugewiesenen Leistungsgruppen besteht ab 01.01.2027 ein grundsätzliches Abrechnungsverbot. Eine Ausnahme stellen lediglich Notfallpatienten dar. Ebenfalls nicht abgerechnet werden dürfen Leistungen aus Leistungsgruppen, für die das jeweilige Krankenhaus die Mindestvorhaltezahl nicht erfüllt. Auch hier gilt eine Ausnahmeoption für das jeweilige Bundesland im Falle der Gefährdung der Sicherstellung.

14.3 Mindestvorhaltezahlen zur Sicherung des Qualitätsanspruchs

Zur Konkretisierung des Qualitätsanspruchs werden je Krankenhausstandort Mindestvorhaltezahlen festgelegt. Hierbei werden drei Ziele verfolgt:

1. Ständige Vorhaltung des Facharztstandards
2. Sicherstellung einer bedarfsgerechten und flächendeckenden Versorgung
3. Einhaltung des Wirtschaftlichkeitsprinzips nach § 12 SGB V

Die Mindestvorhaltezahlen bilden die Voraussetzung für die nachfolgende Vorhaltevergütung. Eine Zusammenlegung von Leistungen aus zwei Standorten oder die Bildung von Kooperationen ist möglich. Zur Festlegung der Mindestvorhaltezahlen beauftragt das Bundesministerium für Gesundheit das Institut für Qualität und Wirtschaftlichkeit im Gesundheitswesen (IQWIG) mit der Erarbeitung von Empfehlungen auf Basis der Abrechnungs- und Kostendaten der InEK-Kalkulation und der Daten des Krankenhaus-Transparenzverzeichnisses. Im Gegensatz zur eigentlichen Reform ist hierbei die Zustimmung des Bundesrates erforderlich.

14.4 Rolle des Bundeslandes bei der Vergabe von Leistungsgruppen

Die Zuweisung der Leistungsgruppen erfolgt auf der Landesebene und bezieht sich immer auf den einzelnen Krankenhausstandort, der die benannten Qualitätskriterien erfüllen muss. Allerdings besteht kein Anspruch auf Zuweisung einer Leistungsgruppe. Der Nachweis der Erfüllung der Qualitätskriterien wird über ein Gutachten des Medizinischen Dienstes geführt. Für den Fall, dass dieses (in der Übergangsphase) noch nicht vorliegt, nimmt das betroffene Krankenhaus eine Selbsteinschätzung vor. Abweichend von der traditionellen Sonderrolle der Bundeswehrkrankenhäuser und Berufsgenossenschaftlichen Kliniken werden diese gemäß ihrer Leistungsgruppenzugehörigkeit und ihrer Ressourcen in das System integriert. Das Verfahren schließt mit einem Bescheid ab.

Zur Vermeidung von Härten bei der Versorgung eher ländlich geprägter Regionen gibt das Gesetz Erreichbarkeitsfristen für die Fahrt mit dem PKW vor. Genannt sind 30 Minuten für die Allgemeine Innere Medizin und die Allgemeine Chirurgie und 40 Minuten für die übrigen Abteilungen.

Im Falle einer Änderung der Zusammensetzung einer Leistungsgruppe erfolgt eine vollständige Neuberechnung der Leistungsgruppe für das betroffene Bundesland **und für die angrenzenden Bundesländer.** Hierdurch sollen Patientenbewegungen auch über Landesgrenzen hinaus Berücksichtigung finden. Gründe für eine Änderung der Zusammensetzung einer Leistungsgruppe können folgende sein:

- Aufhebung der Zuweisung einer Leistungsgruppe
- Vollständiges/teilweises Ausscheiden eines Krankenhauses aus der Krankenhausversorgung
- Vollständiger/teilweiser Zusammenschluss von Krankenhäusern
- Bestimmung eines Krankenhauses als Sektorübergreifende Versorgungseinrichtung
- Erstmalige/veränderte Festlegung von Mindestvorhaltezahlen

Ein Grund für die Herausnahme eines Krankenhauses aus dem Landeskrankenhausplan kann die nicht erfolgte Erfüllung von Auflagen innerhalb einer gegebenen Frist oder der Ablauf der Geltungsdauer des MD-Gutachtens sein. Die Bundesländer erhalten jedoch die Möglichkeit, diese Aufhebung auszusetzen, falls die Nichterfüllung maximal 3 Monate dauert.

Politisch und inhaltlich von großem Interesse ist die erstmalige Zuweisung zu einer Leistungsgruppe, da hierfür keine historischen Daten existieren, auf deren Grundlage eine Planung erfolgen könnte. In diesen Fällen meldet das jeweilige Bundesland eine Planfallzahl an das InEK, das wiederum einen Case-Mix-Index für die durchschnittliche Vorhaltung der Leistungsgruppe auf Basis aller Standorte im Bundesland berechnet.

Scheidet ein Krankenhausstandort unterjährig aus der Versorgung aus, wird sein nicht mehr erbringbares Vorhaltevolumen auf die verbleibenden Krankenhäuser aufgeteilt. Hierzu erhöht das InEK in den betroffenen Leistungsgruppen des jeweiligen Bundeslandes prospektiv die Zuweisungen der verbleibenden Krankenhäuser für das nächste Jahr mit Hilfe eines zeitanteiligen Verfahrens.

14.5 Zuweisung eines Vorhaltebudgets

Die vorgenannten Leistungsgruppen stellen die Voraussetzung für die Vergütung des Vorhaltebudgets dar. Ab 01.01.2027 erhält jedes Krankenhaus je Leistungsgruppe ein Vorhaltebudget (▶ Abb. 14.1). Hierbei muss die Mindestvorhaltezahl erfüllt sein. Wie bereits erläutert, kann die zuständige Landesplanungsbehörde hiervon abweichen, falls die Sicherstellung der flächendeckenden Versorgung gefährdet ist.

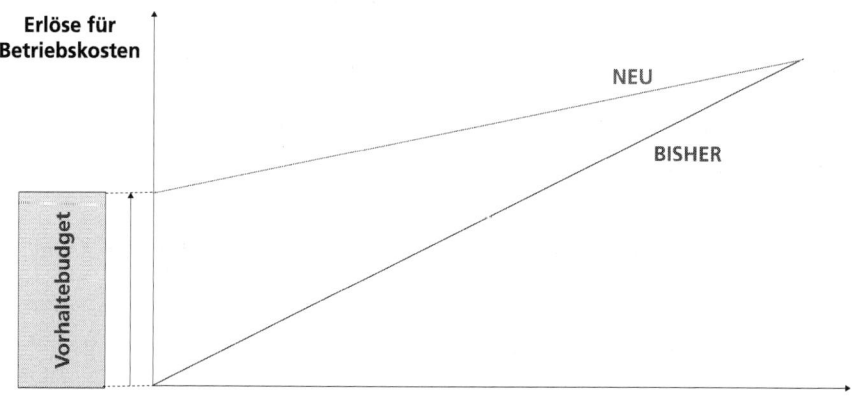

Abb. 14.1: Vorhaltebudget

Da das Vorhaltebudget trotz möglicher Vermeidung einer Fallzahlorientierung gleichwohl an die Leistungserbringung gekoppelt ist, kann es zu Über- oder Unterschreitungen des Vorhaltebudgets kommen. In diesen Fällen ist grundsätzlich ein Ausgleich des Vorhaltebudgets vorgesehen. Unterschreiten die Erlöse des Vorhaltebudgets im 1. oder 2. Quartal die Isterlöse um mindestens 10%, kann ein Ausgleich für die nachfolgende Zeit verlangt werden (Anpassungsregelung).

Allerdings ist der Begriff der Vorhaltefinanzierung nicht mit einer Finanzierung der tatsächlichen, krankenhausindividuellen Vorhaltekosten gleichzusetzen. Vielmehr erfolgt eine Ausgliederung eines pauschalen Erlösanteils aus den aDRGs. Dieser ausgegliederte Anteil wird hiernach den Krankenhäusern zur Verfügung gestellt. Über Art und Systematik der Zuordnung wird jedoch zum Zeitpunkt der Drucklegung dieses Buches noch diskutiert.

14.6 Umstrukturierung des DRG-Leistungskatalogs

Zur Definition des Vorhaltebudgets ist ein Ausgliederungsverfahren vorgesehen, bei dem 60% der DRG- und Pflegekosten aus den bisherigen stationären Entgelten (aDRGs) ausgegliedert werden. Hierzu würden zunächst die Gesamtkosten der aDRG um die Anteile variabler Sachkosten gemindert. Von diesem geminderten Betrag würden die Pflegepersonalkosten abgezogen, da für sie keine Ausgliederung vorgesehen ist.

Der verbleibende Betrag stellt sodann nach seiner Multiplikation mit dem Faktor 0,6 (60%) die bereinigten Kosten dar, welche zur Ermittlung der Vorhalte-Bewertungsrelation in das Verhältnis zur Bezugsgröße gesetzt werden könnten. Für die Fächer Pädiatrie, Geburtshilfe, Stroke Unit, Spezielle Traumatologie und Intensivmedizin ist eine generelle Erhöhung der Vorhalte-Bewertungsrelationen vorgesehen, was mit einer ebenfalls erfolgenden finanziellen Förderung der Fachrichtungen einhergeht (▶ Kap. 14.9)!

Da zum Zeitpunkt der Drucklegung noch nicht alle Rahmenparameter des Ausgliederungsverfahrens abgestimmt sind, soll dieser Sachverhalt anhand eines fiktiven und vereinfachten Beispiels dargestellt werden.

> **Beispiel (fiktiv): DRG F12 A »Implantation eines Herzschrittmachers, Dreikammersystem mit äuß. schw. CC oder ablativ. Maßnahmen oder PTCA oder mit aufwendiger Sondenentfernung mit kompliz. Faktoren oder mit Revision eines Herzschrittm. oder AICD ohne Aggregatw. mit kompliz. Faktoren«**
>
> | Angaben aus dem DRG-Reportbrowser 2023 | |
> |---|---:|
> | Gesamtkosten | 14.366,26 EUR |
> | Medikamente (Spalte 4a) | 89,51 EUR |
> | Implantate (Spalte 5) | 2.626,15 EUR |
> | Medizinischer Sachbedarf (Spalte 6b) | 2.253,88 EUR |
> | Bewertungsrelation Pflegeanteil | 0,9998 |
> | Angenommener Basisfallwert | 4.500.– EUR |

Gesamtkosten der DRG	14.366,26 EUR
./. Medikamente (Spalte 4a)	89,51 EUR
./. Implantate (Spalte 5)	2.626,15 EUR
./. Medizinischer Sachbedarf (Spalte 6b)	2.253,88 EUR
= Verminderte Kosten	9.396,72 EUR
× Ausgliederungssatz	60 %
= Verminderte Kosten (60 %)	5.638,03 EUR
./. Pflegekosten (= 0,9998 × 4.500.– EUR)	4.499,10 EUR
= Bereinigte Kosten	1.138,93 EUR

Bei einem Bezug der bereinigten Kosten zum (angenommenen) Basisfallwert könnte sich eine Bewertungsrelation in Höhe von 0,25 (ger.) ergeben.

$$\frac{1.138,93\ EUR}{4.500,00\ EUR} = 0{,}25\ (ger.)$$

14.7 Besondere Rolle der onkologischen Versorgung

Zur Verbesserung der Versorgung von Krebspatienten sieht die Reform ein Abrechnungsverbot für onko-chirurgische Leistungen vor, sofern der Anteil der Leistungen eines Krankenhausstandortes unter 15 % gemessen an der Gesamtzahl aller onko-chirurgischen Leistungen in einem Bundesland liegt.

Hierzu definiert das Bundesinstitut für Arzneimittel und Medizinprodukte (BfArM) chirurgische Leistungen bei onkologischen Diagnosen und übermittelt diese an das InEK. Dieses definiert hiernach Indikationsbereiche für alle chirurgischen Leistungen, die regelhaft auf Grund einer (dieser) onkologischen Diagnose(n) erbracht werden. Darauf aufbauend veröffentlicht das InEK eine **nach aufsteigender Häufigkeit sortierte Fallzahlenliste** der Standorte, die diese Leistungen erbracht haben. Diese Liste ist gegliedert nach **Leistungsgruppen** und nach **Indikationsbereichen.**

Parallel hierzu sucht das InEK aus den Abrechnungsdaten der Krankenhäuser nach § 21 KHEntgG die Standorte heraus, die solche Leistungen erbringen, und erstellt eine Liste nach Indikationsbereichen. Diese zweite Liste wird **aufsteigend nach Fallzahl** sortiert. Die ersten Standorte der Liste, die bis 15 % des Leistungsvolumens je Indikationsbereich erbringen, werden veröffentlicht und dürfen die Leistung **nicht mehr abrechnen.** Die Liste der Leistungsgruppen und der Indikationsbereiche besitzt Landesbezug, denn die ausgewiesenen Leistungsgruppen werden über das gesamte Bundesland gebildet.

14.8 Ambulante Leistungen stärker im Fokus

Neben dem eigentlichen Kernbereich, der Vorhaltefinanzierung, widmet sich die Krankenhausreform auch dem Themenbereich »ambulant vor stationär«. Seit mehr als drei Jahrzehnten besteht ein deutlicher Auftrag des Sozialgesetzbuchs Fünftes Buch darin, die Ambulantisierung der Krankenhäuser voranzubringen. In Verbindung mit der Neuordnung der Krankenhauslandschaft, bei der insbesondere kleinere Krankenhäuser der Grundversorgung ein Bindeglied zur ambulanten Versorgung darstellen können, gewinnt dieses Thema an Bedeutung.

Zur Verstärkung der Ambulantisierung bietet die sektorenübergreifende Versorgung nach § 115 g SGB V weitere Ansatzpunkte. Hierzu gehören:

- die ambulanten Leistungen aufgrund einer Ermächtigung zur Teilnahme an der vertragsärztlichen Versorgung (§ 116a SGB V),
- das Ambulante Operieren nach § 115b SGB V,
- die belegärztlichen Leistungen nach § 121 SGB V,
- die Übergangspflege nach § 39e SGB V und
- die Kurzzeitpflege nach § 39c SGB V.

Zur Konkretisierung der sektorenübergreifenden Versorgung schließen die Spitzenverbände auf der Bundesebene (Deutsche Krankenhausgesellschaft, Spitzenverband Bund und der PKV-Verband) eine Rahmenvereinbarung mit folgenden Inhalten:

- Mindestangebot an stationären Leistungen der Inneren Medizin und der Geriatrie in sektorenübergreifenden Versorgungseinrichtungen
- Mögliche weitere stationären Leistungen in sektorenübergreifenden Versorgungseinrichtungen
- Mögliche weitere telemedizinisch unterstützte stationäre Leistungen (Kooperationskrankenhaus) in sektorenübergreifenden Versorgungseinrichtungen
- Anforderungen an Qualität, Patientensicherheit und Dokumentation bei der Erbringung der vereinbarten Leistungen
- Anforderungen an die Kooperation von Leistungserbringern
- Aufwandsarme Prüfungen der Voraussetzungen

Der einzelne Krankenhausstandort vereinbart hiernach mit den örtlichen Vertragsparteien ein Gesamtvolumen an Leistungen und entsprechenden Vergütungen. Inhalte einer solchen Vereinbarung können sein:

- Ein Tagesentgelt, u. a. ein degressives Tagesentgelt (Leistungen der Belegärzte) und weitere Entgelte
- Eine sachgerechte Kalkulation der Tagesentgelte bestehend aus dem Leistungsumfang der Tagesentgelte, der Abgrenzung zu weiteren Entgelten
- Art und Menge der voraussichtlich zu erbringenden voll- und teilstationären Leistungen
- Die vollständige Berücksichtigung der Pflegepersonalkosten für die unmittelbare Patientenversorgung
- Zu- bzw. Abschläge sowie ein Mehr- bzw. Mindererlösausgleich bei Abweichung der Pflegepersonalkosten

Zur Bildung des Budgets der sektorenübergreifenden Versorgungsform werden – nach dem Vorbild der stationären Entgelte – Budgetverhandlungen geführt. Hier werden u. a. das Gesamtbudget, die krankenhausindividuellen Tagesentgelte, die Art und Menge der Leistungen und eventuelle Erlösausgleiche verhandelt.

Ebenso wie im stationären Bereich (dort: § 11 KHEntgG) sind die Verhandlungen unverzüglich nach Aufforderung einer Partei aufzunehmen. Hierzu sieht § 6c Abs. 1 KHEntgG eine Schutzfrist für die Vertragsparteien vor, damit die Verhandlungen nicht zeitlich verschleppt werden. Kommt eine der beiden Vertragsparteien dem Verhandlungswunsch der anderen Vertragspartei nicht innerhalb von 6 Wochen nach (6-Wochen-Frist), kann die auffordernde Partei direkt ein Schiedsstellenverfahren einleiten. Im Falle einer nicht rechtzeitigen Einigung für das kommende Budgetjahr gelten auch hier die Entgelte bis zum Abschluss der Verhandlung weiter. Auch für das Budget der sektorenübergreifenden Einrichtungen existieren Ausgleichsquoten:

- Mindererlöse werden zu 40 % ausgeglichen.
- Mehrerlöse werden zu 65 % ausgeglichen.
- Pflegepersonalkosten in unmittelbar der Patientenversorgung dienenden bettenführenden Fachabteilungen werden zu 100 % ausgeglichen.

Zur Bestätigung der korrekten Ermittlung des Ausgleichs ist – wie im stationären Bereich – ein Testat des Wirtschaftsprüfers erforderlich. Ein eventueller Ausgleich erfolgt über die nächstmögliche Vereinbarung (i. d. R. nach 2 Jahren), und die Verrechnung der Über-/Unterzahlung wird über den gesamten Budgetzeitraum verteilt.

Nach erfolgreicher Budgetvereinbarung können die zu Grunde liegenden vollstationären und teilstationären Leistungen sowie die medizinisch-pflegerische Versorgung nur über Tagesentgelte abgerechnet werden. Die Vergütung der ambulanten Leistungen erfolgt über den Einheitlichen Bewertungsmaßstab (EBM). Testiert der Medizinische Dienst (MD) das Fehlen maßgeblicher Strukturmerkmale, ist keine Berechnung der Entgelte möglich.

Neben den sektorübergreifenden Versorgungseinrichtungen öffnet der Gesetzgeber auch weitere Bereiche der ambulanten Behandlung für die Krankenhäuser. Die mit der Krankenhausreform in Kraft getretene Version des § 116a SGB V regelt nun erweiterte Möglichkeiten der Krankenhäuser zur Teilnahme an der vertragsärztlichen Versorgung. Die Erweiterung der Möglichkeiten wird in drei Bereichen vollzogen:

- Ermächtigung der Krankenhäuser zur vertragsärztlichen Versorgung in einem Fachgebiet
- Ermächtigung sektorenübergreifender Versorgungseinrichtungen zur hausärztlichen Versorgung
- Ermächtigung sektorenübergreifender Versorgungseinrichtungen und Krankenhäuser zur fachärztlichen Versorgung

Alle drei Optionen sind an Bedingungen geknüpft. Während die bereits heute existierende Ermächtigung der Krankenhäuser an eine eingetretene Unterversorgung oder einen zusätzlichen lokalen Versorgungsbedarf geknüpft ist, werden sektorenübergreifende Versorgungseinrichtungen in Planungsbereichen ermächtigt, in denen in absehbarer Zeit eine drohende vertragsärztliche Unterversorgung entsteht. Darüber hinaus müssen sektorenübergreifende Versorgungseinrichtungen in den Planungsbereichen zur hausärztlichen Versorgung ermächtigt werden, in denen keine Zulassungsbeschränkungen (also Überversorgung) bestehen. Dieser Zustand muss jedoch mindestens 9 Monate anhalten.

Während die Ermächtigung zugelassener Krankenhäuser für ein Fachgebiet unter der Einschränkung »soweit und solange« eine Unterversorgung besteht bzw. beseitigt werden muss, sucht man eine diesbezügliche Formulierung für die Teilnahme der sektorenübergreifenden Versorgungseinrichtungen an der haus- und fachärztlichen Versorgung vergeblich. Hier lautet die Bedingung: Es darf keine Zulassungsbeschränkung geben. Weggefallen ist der Auftrag an den Zulassungsausschuss, den Ermächtigungsbeschluss nach zwei Jahren überprüfen zu müssen.

14.9 Förderung besonderer Aktivitäten

Schließlich werden besondere Aufgaben und Bereiche im Rahmen der Reform gefördert. Hierunter fallen zunächst die Koordinierungs- und Vernetzungsaufgaben (125 Mio. EUR). Zu nennen sind insbesondere Einrichtungen nach dem Transplantationsgesetz. Auch eine krankenhausübergreifende Koordination von Versorgungsprozessen und Versorgungskapazitäten (insb. Großschadenslagen) und der Aufbau und die Koordinierung regionaler Versorgungsnetzwerke (insb. Telemedizin) werden unterstützt.

Die Universitätsklinika erhalten eine Gesamtfördersumme in Höhe von 75 Mio. EUR.

Zudem werden bestimmte (indikations- oder kohortenspezifische) Bereiche gesondert gefördert:

Geburtshilfe	120 Mio. EUR
Intensivmedizin	30 Mio. EUR
Pädiatrie	288 Mio. EUR (+ 12 Mio. EUR besondere Einrichtungen)
Stroke Unit	35 Mio. EUR
Spezielle Traumatologie	65 Mio. EUR
Notfallversorgung	33 Mio. EUR

Verständnisfragen zu Kapitel 14

1. Worin ist es erforderlich, den Krankenhausbereich zu reformieren?
2. Was versteht man unter einer Leistungsgruppe und aus welchem Grund werden künftig Mindestvorhaltezahlen von großer Relevanz für das Krankenhaus sein?
3. Welchen Sinn macht ein Vorhaltebudget und wie wird es ermittelt und verteilt?
4. Welche weitreichenden Änderungen für die Erbringung ambulanter Leistungen sieht die Krankenhausreform vor?
5. Welche besonderen Aktivitäten werden im Rahmen der Krankenhausreform gefördert?

15 Die Steuerung des Krankenhausbetriebes mit Hilfe von Daten

15.1 Daten und ihre Übermittlung im Krankenhaus

15.1.1 Grundlegendes

Die Datenverarbeitung stellt im gesamten Gesundheitswesen einen wesentlichen Aspekt dar. Sie dient Zwecken der Leistungserfassung ebenso wie bspw. Zwecken der Abrechnung. Das Krankenhaus bildet hierbei keine Ausnahme und ist auf Grund zahlreicher Rechtsgrundlagen und hiernach resultierender Aufgaben gefordert. Eine Besprechung sämtlicher Inhalte zu diesem Themenkomplex würde daher den Rahmen dieser Einführung sprengen. Es wird hierfür auf die weiterführende Literatur verwiesen. Im Folgenden sollen drei Teilaspekte betrachtet werden:

1. die Datenübermittlung für die Zwecke der Abrechnung,
2. die Datenübermittlung für die Zwecke der Weiterentwicklung des DRG-Systems und
3. die Datenübermittlung für die Zwecke der Krankenhausstatistik.

15.1.2 Datenübermittlung für die Zwecke der Abrechnung nach § 301 SGB V

Mit Inkrafttreten des Gesundheitsstrukturgesetzes am 01.01.1993 waren die (damaligen) Spitzenverbände der Krankenkassen und die Deutsche Krankenhausgesellschaft aufgefordert, ein Verfahren zur Datenübermittlung zwischen den Krankenhäusern und den Krankenkassen für die Zwecke der Abrechnung auf Basis des § 301 SGB V zu vereinbaren. Die bis heute in zahlreichen Fortschreibungen weiterentwickelte Vereinbarung regelt das Verfahren zur Teilnahme an einer Datenübermittlung zwischen den Krankenhäusern und den Krankenkassen. Sie dient dazu, das Nähere über Form und Inhalt der erforderlichen Vordrucke, die Zeitabstände für die Übermittlung und das Verfahren der Abrechnung auf maschinell verwertbaren Datenträgern zu regeln.

Krankenhäuser in diesem Sinne sind Hochschulkliniken, Plankrankenhäuser und Krankenhäuser, die einen Versorgungsvertrag abgeschlossen haben (vgl. § 108 SGB V). Der Gegenstand der Datenübermittlung erstreckt sich auf folgenden Datenkranz:

- Angaben nach § 291 Absatz 2 Nr. 1 bis 8 SGB V:
  - Bezeichnung der Krankenkasse
  - Familienname und Vorname des Versicherten
  - Geburtsdatum des Versicherten
  - Anschrift
  - Krankenversichertennummer
  - Versichertenstatus
  - Tag des Beginns des Versicherungsschutzes
  - Bei befristeter Gültigkeit der Karte das Datum des Fristablaufs
  - Krankenhausinternes Kennzeichen des Versicherten
- Institutionskennzeichen des Krankenhauses und der Krankenkasse
- Tag, Uhrzeit und Grund der Aufnahme
- Zugangsweg des Patienten (z. B. Einweisung, Verlegung, Notfall)
- Aufnehmende Fachabteilung bzw. weiterbehandelnde Fachabteilungen (bei internen Verlegungen)
- Datum und Art der im jeweiligen Krankenhaus durchgeführten Operationen
- Tag, Uhrzeit und Grund der Entlassung oder der externen Verlegung
- Eventuell bereits durchgeführte Rehabilitationsmaßnahmen bzw. Vorschläge für die Art der weiteren Behandlung mit Angabe geeigneter Einrichtungen
- Nach den §§ 115a ff. SGB V sowie eventuell noch nach der Bundespflegesatzverordnung berechnete Entgelte

Die Übermittlung der Daten ist in Nachrichten untergliedert, die eine einheitliche Datensatzbeschreibung vorgeben. Die einzelnen Nachrichtenbestandteile erstrecken sich auf:

- Aufnahmesatz
- Verlängerungsanzeige
- Medizinische Begründung
- Rechnungssatz
- Entlassungsanzeige
- Rechnungssatz Ambulante Operation

Dabei werden für jeden Nachrichtentyp auch Datenübermittlungsfristen vorgegeben (▶ Tab. 15.1):

Tab. 15.1: Datenübermittlungsfristen je Nachrichtentyp (DKG 2023, vgl. § 4 der Vereinbarung zur Datenübermittlung nach § 301 Abs. 3 SGB V)

Nachrichtentyp	Zeitabstand
Aufnahmesatz	3 Arbeitstage nach Aufnahme
Verlängerungsanzeige	Vor Ablauf der vorausgegangenen Kostenübernahme
Kostenübernahmesatz	Spätestens 3 Arbeitstage nach Eingang des Aufnahmesatzes bzw. der Verlängerungsanzeige

Tab. 15.1: Datenübermittlungsfristen je Nachrichtentyp (DKG 2023, vgl. § 4 der Vereinbarung zur Datenübermittlung nach § 301 Abs. 3 SGB V) – Fortsetzung

Nachrichtentyp	Zeitabstand
Entlassungsanzeige	Innerhalb von 3 Arbeitstagen nach Entlassung oder Verlegung
Rechnungssatz	Einmal pro Kalenderwoche
Zahlungssatz	Einmal pro Kalenderwoche

15.1.3 Datenübermittlung für die Zwecke der Weiterentwicklung des DRG-Systems nach § 21 KHEntgG

Ein integraler Bestandteil der Einführung und Weiterentwicklung des fallpauschalierten Entgeltsystems ist die Datenübermittlung nach § 21 Absatz 4 und Absatz 5 KHEntgG. Bedingt durch diese Rechtsgrundlage ist es möglich, auf Basis der Abrechnungsdaten aller Krankenhäuser innerhalb eines Jahres eine sehr hohe Transparenz über die Entwicklung der Erlösstrukturen und der Morbidität innerhalb des betrachteten Jahres zu erhalten.

Das Krankenhaus übermittelt auf einem maschinenlesbaren Datenträger jeweils zum 31. März für das jeweils vorangegangene Kalenderjahr die Daten nach Absatz 2 an die vom Institut für das Entgeltsystem im Krankenhaus geführte Datenstelle auf Bundesebene. (§ 21 Absatz 1 KHEntgG)

Die Vertragsparteien auf der Bundesebene haben daher eine Vereinbarung über die Übermittlung von DRG-Daten geschlossen, deren Anlage Daten und Formate, Hinweise und Kodeliste, Übermittlungsdateien und -formate sowie Übermittlungshinweise beschreibt.

Zu liefern sind Struktur- und Leistungsdaten (§ 21 Absatz 2 Nr. 1 und Nr. 2 KHEntgG). Als Strukturdaten gelten folgende Inhalte:

- Institutionskennzeichen, Art und Trägerschaft des Krankenhauses, Anzahl der aufgestellten Betten,
- Merkmale für die Vereinbarung von Zu- und Abschlägen,
- Hinweis, ob Teilnahme an der stationären Notfallversorgung erfolgt,
- Anzahl der Ausbildungsplätze, Kosten des theoretischen und praktischen Unterrichts, Kosten der praktischen Ausbildung, Kosten der Ausbildungsstätte, Anzahl der Ausbildenden und Art und Anzahl der Auszubildenden,
- Summe der vereinbarten und abgerechneten DRG-Fälle, der vereinbarten und abgerechneten Summe der Bewertungsrelationen sowie der Ausgleichsbeträge.

Als Leistungsdaten sind definiert:

- krankenhausinternes Kennzeichen des Falles,
- Institutionskennzeichen des Krankenhauses und der Krankenkasse,
- Geburtsjahr, Geschlecht, Postleitzahl des Patienten,
- Aufnahmedatum, Aufnahmegrund und Aufnahmeanlass,

- Aufnehmende bzw. weiter behandelnde Fachabteilung,
- Aufnahmegewicht in Gramm (Kinder unter 1 Jahr),
- Haupt- und Nebendiagnosen sowie Datum und Art der durchgeführten Operationen bzw. Prozeduren,
- bei Beatmungsfällen die Beatmungszeit,
- Angabe, ob durch Belegoperateur, -anästhesist oder Beleghebamme erbracht,
- Art und Höhe aller im einzelnen Behandlungsfall abgerechneten Entgelte.

Wie bereits erwähnt, dienen die Daten nach § 21 KHEntgG der Weiterentwicklung des DRG-Vergütungssystems, der Vereinbarung des Basisfallwerts, der Krankenhausplanung und der amtlichen Krankenhausstatistik.

15.1.4 Datenübermittlung für die Zwecke der Krankenhausstatistik

Die älteste Rechtsgrundlage für die Datenübermittlung der Krankenhäuser stellt die Krankenhausstatistik dar. § 28 Absatz 1 KHG verpflichtet die Krankenhäuser in folgender Weise:

Die Träger der nach § 108 des Fünften Buches Sozialgesetzbuch zur Krankenhausbehandlung zugelassenen Krankenhäuser und die Sozialleistungsträger sind verpflichtet, dem Bundesministerium für Gesundheit sowie den zuständigen Behörden der Länder auf Verlangen Auskünfte über die Umstände zu erteilen, die für die Beurteilung der Bemessung und Entwicklung der Pflegesätze nach diesem Gesetz benötigt werden. Unter die Auskunftspflicht fallen insbesondere die personelle und sachliche Ausstattung sowie die Kosten der Krankenhäuser, die im Krankenhaus in Anspruch genommenen stationären und ambulanten Leistungen sowie allgemeine Angaben über die Patienten und ihre Erkrankungen. [...]

Hierzu wird die Bundesregierung ermächtigt, jährliche Erhebungen über Krankenhäuser als Bundesstatistik anzuordnen (§ 28 Abs. 2 KHG). Die Bundesstatistik auf Grundlage dieser Erhebungen kann insbesondere folgende Sachverhalte umfassen:

1. Art des Krankenhauses und der Trägerschaft,
2. im Krankenhaus tätige Personen nach Geschlecht, Beschäftigungsverhältnis, Tätigkeitsbereich, Dienststellung, Aus- und Weiterbildung,
3. sachliche Ausstattung und organisatorische Einheiten des Krankenhauses,
4. Kosten nach Kostenarten,
5. in Anspruch genommene stationäre und ambulante Leistungen,
6. Patienten nach Alter, Geschlecht, Wohnort, Erkrankungen nach Hauptdiagnosen,
7. Ausbildungsstätten am Krankenhaus.

Auskunftspflichtig sind grundsätzlich die Krankenhausträger gegenüber den statistischen Ämtern der Länder. Die Erhebungsteile erstrecken sich auf:

- die Erhebung der Grunddaten,
- die Erhebung des Kostennachweises,
- die Erhebung der Diagnosedaten.

Grunddaten in diesem Sinne sind:

1. Art und Trägerschaft der Einrichtung,
2. vertragliche Grundlage der Leistungserbringung,
3. Art, Anzahl und Gliederung der Betten,
4. besondere Einrichtungsteile,
5. Art und Anzahl medizinisch-technischer Großgeräte,
6. Art und Anzahl der Dialyseplätze,
7. Anzahl und Gliederung der Plätze für teilstationäre Behandlung,
8. Art der nicht-bettenführenden Fachabteilungen,
9. Art der Arzneimittelversorgung,
10. Art und Anzahl der Ausbildungsplätze,
11. Gliederung und Status des ärztlichen Personals,
12. Gliederung, Status und Einsatzbereich des nicht-ärztlichen Personals.

Für den Kostennachweis sind

1. Aufwendungen des Krankenhauses nach der Gliederung der Krankenhausbuchführungsverordnung und
2. Aufwendungen für Leistungen, die nicht zu den allgemeinen voll- und teilstationären Krankenhausleistungen gehören, zu erfassen.

Die Erhebung der Diagnosedaten erfasst entlassene vollstationär behandelte Patienten und Sterbefälle mit Nennung der Hauptdiagnose und einer eventuellen Operationsnotwendigkeit nach Maßgabe der Hauptdiagnose.

Absender der statistischen Information sind die Krankenhäuser einschließlich ihrer Ausbildungsstätten und die Vorsorge- und Rehabilitationseinrichtungen. Adressaten sind Bund und Länder, die die Daten als Basis für gesundheitspolitische Entscheidungen, nutzen, die Planungsbehörden (Krankenhausplanung), nationale und internationale Gesundheitsberichterstatter, Wissenschaft und Forschung.

Die Periodizität ergibt sich aus der Krankenhausstatistikverordnung selbst und gliedert sich hiernach in die drei Bereiche:

- Periodizität der Erhebung,
- Stand bzw. der Bezugszeitraum der Datenlieferung und
- Abgabe der Meldung.

Die Periodizität der Erhebung ist jährlich. Stand und Bezugszeitraum der Datenlieferung gliedern sich ihrerseits in drei Gruppen:

- Datenlieferungen zum Stichtag 31.12. des Berichtsjahrs,
- Datenlieferungen über das abgelaufene Kalenderjahr und

- Datenlieferungen über das abgelaufene Geschäftsjahr.

Die Meldungen sind – mit Ausnahme des Kostennachweises – grundsätzlich zum 01.04. des Folgejahres zu übermitteln (Kostennachweis: 30.06. des Folgejahrs). Der Umfang der Veröffentlichung ergibt sich ebenfalls direkt aus der Krankenhausstatistikverordnung. Sie verteilt sich auf die statistischen Landesämter und das Statistische Bundesamt sowie die jeweils obersten Landesbehörden, die sich der Krankenhausplanung widmen.

Hierbei veröffentlichen die statistischen Landesämter ein Verzeichnis bestehend aus Name, Anschrift, Träger, Art des Krankenhauses, den jeweiligen Fachabteilungen sowie den Betten der Krankenhäuser und der Vorsorge- und Rehabilitationseinrichtungen.

Das Statistisches Bundesamt verfasst Pressemitteilungen über die Datenerhebungen und gliedert die Informationen in sein Berichtssystem ein. Somit werden die Grunddaten, die Diagnosedaten und der Kostennachweis als Fachserie 12 veröffentlicht. Die obersten Landesbehörden nutzen die diagnosebezogenen Daten für die Zwecke der Krankenhausplanung.

15.2 Mögliche Kennzahlen im Krankenhaus

Bereits erläutert wurden Kennzahlen zur Abbildung des fallpauschalierten aG-DRG-Systems

- Bewertungsrelation/Kostengewicht bzw. Cost-Weight (CW),
- Summe der Fallschwere bzw. Case-Mix (CM) und
- durchschnittliche Fallschwere bzw. Case-Mix-Index (CMI).

Im Kontext der traditionellen tagesgleichen Vergütung der Krankenhausleistung (auslaufende psychiatrische Vergütungen) und im Rehabilitationsbereich ist es erforderlich, auf Kennzahlen zur Beschreibung der Leistung einzugehen. Dies sind:

- der Pflegetag,
- der Berechnungstag,
- die Fallzahl,
- die durchschnittliche Verweildauer,
- der Nutzungsgrad und
- die durchschnittlich belegten Betten.

15.2.1 Der Pflegetag

Ein Pflegetag (PT) ist ein Kalendertag, an dem sich ein Patient in stationärer Behandlung befindet.

Beispiel

Der Patient wird an einem Montag vollstationär aufgenommen und am folgenden Freitag entlassen. Dies sind 5 Kalendertage, also auch 5 Pflegetage.

15.2.2 Der Berechnungstag

Ein Berechnungstag (BT) ist ein Tag, an dem das Krankenhaus einen (tagesgleichen) Pflegesatz abrechnen darf. Die Formel für die Ermittlung der Berechnungstage bei einem Fall lautet:

$$BT(Fall) = \Sigma PT - 1 (je Fall)$$

Der Abzug des Wertes 1 begründet sich aus der Betrachtung, dass der Entlass- oder Verlegungstag des Patienten nicht berechnet wird. Für einen Patienten, der an einem Montag vollstationär aufgenommen und am folgenden Freitag entlassen wird, ergeben sich somit 5 Kalendertage im Sinne der Pflegetage, aber nur 4 Berechnungstage (5−1 = 4).

Betrachtet man die Gesamtheit der Fälle (FZ) einer definierten Grundgesamtheit, lautet diese Formel:

$$\Sigma BT = \Sigma PT - FZ$$

15.2.3 Die Fallzahl

Entgegen anderen Bereichen der Betriebswirtschaftslehre wird die Fallzahl (FZ) im Krankenhaus anhand von »halben Fällen« ermittelt. Der Grund hierfür sind die möglichen Jahresüberlieger an Fällen. Wird ein Patient im Dezember eines Jahres aufgenommen und im Januar des Folgejahres entlassen, liegt der Fall über das Jahresende im Krankenhaus (daher: Überlieger). Die Folge ist die Teilung des Falles in den Aspekt der Aufnahme und der Entlassung. Würde man diesen Überliegerfall in beiden Jahren in vollem Umfang erfassen, wären beide Jahresstatistiken falsch. Er wird daher in jedem Jahr nur zur Hälfte erfasst. Die Formel zur Ermittlung der Fallzahl lautet:

$$FZ = \frac{\Sigma Aufnahmen + \Sigma Entlassungen}{2}$$

Zur Verdeutlichung ein kleines Beispiel (▶ Tab. 15.2):

In einem Krankenhaus werden im Jahr 2024 zwei Patienten (A und B) aufgenommen. Während Patient A vor dem Jahreswechsel 2024/2025 entlassen wird, verbleibt Patient B über den Jahreswechsel 2024/2025 im Krankenhaus.

Für das Jahr 2024 ergeben sich somit lediglich 1,5 Fälle, denn der über den Jahreswechsel 2024/2025 im Krankenhaus verbleibende Patient B geht lediglich zur Hälfte in die Statistik ein.

Tab. 15.2: Beispiel für die Fallzahlung im Krankenhaus

Patient	2024	2025
Patient A	Aufnahme + Entlassung	
Patient B	Aufnahme	Entlassung
Summe Fälle	0,5 + 0,5 + 0,5 = 1,5	0,5

15.2.4 Die durchschnittliche Verweildauer

Die durchschnittliche Verweildauer (VD) errechnet sich als Durchschnittswert aus der Anzahl der Berechnungstage (BT) geteilt durch die Anzahl der Fälle (FZ). Die Formel hierfür lautet:

$$VD = \frac{\Sigma BT}{FZ}$$

Beispiel

Es werden 3 Patienten behandelt:

- Patient A mit einer Verweildauer von 8 Tagen,
- Patient B mit einer Verweildauer von 10 Tagen und
- Patient C mit einer Verweildauer von 12 Tagen.

Die Summe der Berechnungstage beläuft sich somit auf:

- 8 BT + 10 BT + 12 BT = 30 BT

Die Fallzahl beläuft sich auf 3 Fälle.
Somit ergibt sich für die durchschnittliche Verweildauer

$$VD = \frac{30 \text{ BT}}{3 \text{ Fälle}} = 10 \text{ BT je Fall}$$

15.2.5 Der Nutzungsgrad

Der Nutzungsgrad (NG) ermittelt sich als Quotient aus der Summe der Berechnungstage und der maximal belegbaren Betten einer Einheit (z. B. Krankenhaus) und wird in Prozent ausgedrückt. Er stellt somit die Istleistung der Planleistung gegenüber. Die Formel für seine Ermittlung lautet

$$NG = \frac{\Sigma BT}{PB \times Tage} * 100$$

PB Anzahl der Planbetten
Tage Anzahl der Betriebstage
(bei volljährigem Betrieb in einem Kalenderjahr sind dies 365 bzw. 366 Tage)

> **Beispiel**
>
> In einem Kalenderjahr ohne Schalttag (365 Tage) werden in einem Krankenhaus mit 100 Planbetten insgesamt 32.850 Berechnungstage erbracht.
>
> $$NG = \frac{32.850 \; BT}{100 \; Planbetten \times 365 \; Tage} * 100 = 90 \%$$
>
> Der Nutzungsgrad beläuft sich auf 90%.

Zu beachten ist, dass der Nutzungsgrad einen jahresdurchschnittlichen Wert darstellt; d. h. im Laufe der Betrachtungsperiode wird der jeweils tatsächliche Nutzungsgrad variieren. Bekannt sind saisonale Schwankungen des Nutzungsgrades in Ferienzeiten oder zum Jahreswechsel.

15.2.6 Die durchschnittlich belegten Betten

Die durchschnittlich belegten Betten (DBB) stellen eine Kennzahl dar, die in der heutigen Zeit kaum noch Anwendung findet. In den Zeiten der rein tagesgleichen Krankenhausvergütung wurde mit Hilfe der DBB häufig der Personalbedarf für die einzelnen Berufsgruppen des Krankenhauses in Form einer Anhaltszahl (1 Vollkraft je x DBB) ermittelt. Die Besonderheit der DBB besteht darin, dass sie die tatsächlich belegten Betten verdeutlichen. Die Formel für die Ermittlung der DBB lautet

$$DBB = \frac{NG}{100} * PB = \frac{\Sigma BT}{Tage}$$

Beispiel

In einem Kalenderjahr ohne Schalttag (365 Tage) beläuft sich der Nutzungsgrad in einem Krankenhaus mit 200 Planbetten auf 80 %.

$$NG = \frac{80\,\%}{100} * 200 \text{ Planbetten} = 160 \text{ DBB}$$

Es ergeben sich somit 160 DBB. Im Durchschnitt wurden 40 der 200 Planbetten nicht genutzt.

Verständnisfragen zu Kapitel 15

1. Für welche Zwecke müssen Daten im Krankenhaus erhoben und übermittelt werden?
2. Was besagt die Vereinbarung zur Datenübermittlung nach § 301 SGB V?
3. Wie wird das DRG-System mit Hilfe von Daten weiterentwickelt?
4. Was ist die Krankenhausstatistik und welchen Zweck verfolgt sie?
5. Was ist der Unterschied zwischen einem Pflegetag und einem Berechnungstag und warum ist in einem Krankenhaus ein Fall nicht immer ein Fall?
6. Wie und warum ermittelt man eine durchschnittliche Verweildauer und was besagt der Nutzungsgrad?

Verzeichnisse

Verzeichnis englischer Fachbegriffe

Akademisches Lehrkrankenhaus	academic teaching hospital
Allgemeinkrankenhaus	general hospital
Anlagegut	fixed asset
Basisfallwert	base rate
behördliche Genehmigung	regulatory licence
Belegkrankenhaus	attending hospital
Betriebskosten	operating costs
Bewertungsrelation	cost weight
Budgetverhandlung	budget negotiations
Diagnose	diagnosis
durchschnittliche Fallschwere	case mix index
Einwohner	population
Entlassmanagement	discharge management.
Erlösausgleich	revenue equalisation
Fachkrankenhaus	specialized hospital
Fallmix	case mix
Fehlbelegung	misallocation
frei-gemeinnützige Trägerschaft	free-non-profit sponsorship
G-AEP	german appropriateness evaluation protocol
Gebrauchsgüter	durable goods
Hauptdiagnose	main diagnosis
Hauptgruppe (im DRG-System)	major diagnostic category
Investitionsfinanzierung	investment financing
Katalogeffekt	catalogue effect
kommunale Trägerschaft	local sponsorship
Kostengewicht	cost weight
Krankenhaus	hospital
Krankenhausbehandlung	hospital treatment
Krankenhausfinanzierung	public funding
Krankenhausplanung	hospital planning
Leistungsgruppe	performance group
Mindestmenge	minimum quantity
nachstationär	postdischarge treatment

Nachtklinik	night clinic
Nebendiagnose	secondary diagnosis
Nutzungsgrad	degree of usage
öffentliche Trägerschaft	public sponsorship
Orientierungswert	orientation value
Personalkosten	personnel costs
Pflegekraft	nurse
Pflegesatzvereinbarung	agreement on hospital charges
private Trägerschaft	private sponsorship
Prozedur	procedure
Prospektivität	prospectivity
Rechtsform	legal form
Relativgewicht	cost weight
Sachkosten	material costs
Schiedsstelle	arbitration board
Schweregrad	severity of the disease
stationsäquivalente Behandlung	station equivalent treatment
stationärer Patient	inpatient
tagesgleicher Pflegesatz	daily nursing charge
Tagesklinik	day clinic
teilstationär	day-care treatment, part-time treatment
Trägerschaft	sponsorship
Trägervielfalt	diversity of organisations (sinngemäß)
Universitätsklinikum	university hospital
Veränderungsrate	annual rate of change
Veränderungswert	variation value
Verbrauchsgüter	consumer goods
Verlegung	transfer
Verrechnung	settlement
Versorgungsgebiet	suppy area
Versorgungsstufe	care level, service level
Versorgungsvertrag	provider agreement, care contract
Verweildauer	length of stay
vollstationär	fully inpatient service
Vorhaltefinanzierung	reserve financing
Vorhaltekosten	contingency costs
vorstationär	preadmission treatment
Wahlleistung	optional services
Weitergeltung	maintenance
Wiederaufnahme	readmission
Zusatzentgelt	supplementary payments

Abkürzungsverzeichnis

BewRel	Bewertungsrelation
BfArM	Bundesinstitut für Arzneimittel und Medizinprodukte
BFW	Basisfallwert
BGBl	Bundesgesetzblatt
BPflV	Bundespflegesatzverordnung
BR	base rate (engl.): Basisfallwert
BT	Berechnungstag
bzw.	beziehungsweise
CC	complication and comorbidity (engl.): Komplexität und Nebenerkrankungen
CCL	complication and comorbidity level (engl.): Niveau der Komplexität und der Nebenerkrankungen
CM	case mix (engl.): Fallmix
CMI	case mix index (engl.): durchschnittlicher Fallmix
CW	cost weight (engl.): Kostengewicht, Bewertungsrelation
DBB	Durchschnittlich belegte Betten
DRG	Diagnosis Related Group (engl.): fallorientierte Entgelte
EBM	Einheitlicher Bewertungsmaßstab
FPV	Fallpauschalenvereinbarung
FuL	Forschung und Lehre
FZ	Fallzahl
G-AEP	German Appropriateness Evaluation Protocol (engl.): deutsche Version des Einstufungsprotokolls für die stationäre Behandlungsbedürftigkeit
GBl	Gesetzblatt
GKV	Gesetzliche Krankenversicherung
GVBl	Gesetz- und Verordnungsblatt
HBF	Hill-Burton-Formel
ICD	International Classification of Diseases
InEK	Institut für das Entgeltsystem im Krankenhaus
KHEntgG	Krankenhausentgeltgesetz
KHG	Krankenhausfinanzierungsgesetz
MDC	Major Diagnostic Category (engl.): Hauptgruppe
ND	Nebendiagnose
o. g.	oben genannt
OPS	Operationen- und Prozedurenschlüssel
PCCL	patient clinical complexity level (engl.): Patientenbezogenes Niveau der Komplexität und der Nebenerkrankungen
PEPP	Pauschalierende Entgelte für Psychiatrie und Psychosomatik
PT	Pflegetag
SGB	Sozialgesetzbuch
u. a.	und andere
VD	Verweildauer

Abbildungsverzeichnis

Abb. 4.1:	Versorgungsgebiete in Hessen (Sozialministerium Hessen 2005)	43
Abb. 5.1:	Dualistische und trialistische Krankenhausfinanzierung	50
Abb. 5.2:	Nicht pflegesatzfähige und pflegesatzfähige Kosten	51
Abb. 5.3:	Traditionelle Einteilung der Investitionskosten	51
Abb. 5.4:	Monistische Finanzierung	52
Abb. 6.1:	Herstellung und Erhaltung im Sinne der Krankenhausfinanzierung	55
Abb. 6.2:	Einteilung der Fördermittel nach Einzel- und Pauschalförderung	55
Abb. 6.3:	Möglichkeiten einer pauschalen Förderung	56
Abb. 6.4:	Finanzierung der Anlagegüter	58
Abb. 6.5:	Finanzierung der Gebrauchsgüter	59
Abb. 6.6:	Finanzierung der Verbrauchsgüter	59
Abb. 6.7:	Baupauschale NRW als Ursprung der output-orientierten Investitionsförderung	61
Abb. 8.1:	Top-down-System der DRGs	76
Abb. 8.2:	Auszug aus aG-DRG-Katalog 2025 (DRG G18 A) (InEK 2024, © 2024 by Institut für das Entgeltsystem im Krankenhaus GmbH)	82
Abb. 8.3:	Anlagen der Fallpauschalenvereinbarung	84
Abb. 8.4:	Erlösfunktion der DRG	87
Abb. 8.5:	Erlösfunktion der DRG inkl. Pflegeerlös	87
Abb. 8.6:	Zusammenhang von Basis-DRG und Komplexität	89
Abb. 8.7:	Beispielhafte Darstellung der Klassifikation nach ICD-10-GM	90
Abb. 8.8:	Beispielhafte Darstellung der Klassifikation nach OPS	91
Abb. 8.9:	Schematische Darstellung des Grouping-Prozesses	92
Abb. 8.10:	Beispielhafte Darstellung eines DRG-Groupers	94
Abb. 8.11:	Grouping-Ergebnis aus Tab. 8.3	95
Abb. 8.12:	Auszug aus Zusatzentgelte-Katalog (Anlage 2) (InEK, 2024, © 2024 by Institut für das Entgeltsystem im Krankenhaus GmbH)	97
Abb. 8.13:	Auszug aus Zusatzentgelte-Katalog (Anlage 5) (InEK, 2024), © 2024 by Institut für das Entgeltsystem im Krankenhaus GmbH)	98
Abb. 8.14:	Katalog der Hybrid-DRGs, Anlage 1 der Hybrid-DRG-Vergütungsvereinbarung 2025 (Auszug)	102
Abb. 8.15:	Vergütung der Hybrid-DRGs, Anlage 2 der Hybrid-DRG-Vergütungsvereinbarung 2025 (Auszug)	103
Abb. 9.1:	Auszug auf dem Katalog der PEPP-Entgelte 2025 (InEK 2024, © 2024 by Institut für das Entgeltsystem im Krankenhaus GmbH)	108
Abb. 9.2:	Auszug aus dem Katalog der Zusatzentgelte 2025 (InEK 2024, © 2024 by Institut für das Entgeltsystem im Krankenhaus GmbH)	109
Abb. 9.3:	Auszug aus dem Katalog der ergänzenden Tagesentgelte 2025 (InEK 2024, © 2024 by Institut für das Entgeltsystem im Krankenhaus GmbH)	110
Abb. 9.4:	Syntax der PEPPs (InEK 2024, PEPP-Definitionshandbuch 2025, S. 3, © 2024 by Institut für das Entgeltsystem im Krankenhaus GmbH)	112

Abb. 10.1: Prospektivität und Weitergeltung 115
Abb. 10.2: Schematische Darstellung des Pflegesatzverfahrens 115
Abb. 11.1: Konvergenzprozess Landesbasisfallwert – Bundesbasisfallwert ... 121
Abb. 12.1: Verlegung eines Patienten in ein anderes Krankenhaus 123
Abb. 12.2: Konstellationen bei der Wiederaufnahme eines Patienten 124
Abb. 13.1: Verrechnung der Ausgleichsbeträge 130
Abb. 13.2: Grafische Darstellung des Erlösausgleichs und der Abschlagsregelungen 137
Abb. 14.1: Vorhaltebudget 144

Tabellenverzeichnis

Tab. 2.1: Sozialgesetzbuch I bis XII 21
Tab. 3.1: Fachabteilungsbezogene Vergütungspauschalen für vorstationäre Behandlung (Auszug aus Anlage 1 zur Gemeinsamen Empfehlung über die Vergütung vor- und nachstationäre Behandlung nach § 115a Abs. 3 SGB V vom 01.01.1997, zuletzt geändert durch Änderungsvereinbarung zu den gemeinsamen Empfehlungen über die Vergütung der vor- und nachstationären Behandlung nach § 115a Abs. 3 SGB V vom 01.01.2002) 27
Tab. 3.2: Fachabteilungsbezogene Vergütungspauschalen für nachstationäre Behandlung (Auszug aus Anlage 1 zur Gemeinsamen Empfehlung über die Vergütung vor- und nachstationäre Behandlung nach § 115a Abs. 3 SGB V vom 01.01.1997, zuletzt geändert durch Änderungsvereinbarung zu den gemeinsamen Empfehlungen über die Vergütung der vor- und nachstationären Behandlung nach §115a Abs. 3 SGB V vom 01.01.2002) 29
Tab. 3.3: G-AEP-Kriterien, Auszug: »A Schwere der Erkrankung« (Spitzenverbände und DKG 2004) 37
Tab. 6.1: Abgrenzung der Wirtschaftsgüter 57
Tab. 6.2: Auszug aus dem Katalog der Investitionsbewertungsrelationen (InEK 2024, © 2024 by Institut für das Entgeltsystem im Krankenhaus GmbH) 63
Tab. 8.1: Schematische Darstellung der MDCs im G-DRG-System (InEK 2024) 77
Tab. 8.2: Darstellung einer DRG-Verteilung 80
Tab. 8.3: Zusammenspiel der Diagnosen und Prozeduren im Grouping-Prozess 93
Tab. 9.1: Aufbau des PEPP-Entgeltverzeichnisses 107
Tab. 13.1: Plan-Erlösbudget 127
Tab. 13.2: Ist-Erlösbudget 128
Tab. 13.3: Ermittlung des Ausgleichs 128
Tab. 13.4: Ausgleich Mindererlöse 129

Tab. 13.5: Ausgleich Mehrerlöse 129
Tab. 13.6: Gegenüberstellung des Erlösausgleichs und der Abschlagsregelungen 136
Tab. 14.1: Systematik der Leistungsgruppen auf Bundesebene 140
Tab. 15.1: Datenübermittlungsfristen je Nachrichtentyp (DKG 2023, vgl. § 4 der Vereinbarung zur Datenübermittlung nach § 301 Abs. 3 SGB V) 152
Tab. 15.2: Beispiel für die Fallzahlung im Krankenhaus 158

Literaturverzeichnis

Behrend, Vollmöller (2020): Praxishandbuch Krankenhausfinanzierung: Krankhausfinanzierungsgesetz, Krankenhausentgeltgesetz, Bundespflegesatzverordnung. Berlin: Medizinisch Wissenschaftliche Verlagsgesellschaft.
Breuer, Friedrich, Janßen, Penter (2020): Zukunft deutsches Krankenhaus: Kulmbach: KU-Gesundheitsmanagement.
Busse, Schreyögg, Gericke (2006): Management im Gesundheitswesen. Heidelberg: Springer.
Busse, Schreyögg, Stargardt (2022): Management im Gesundheitswesen: Das Lehrbuch für Studium und Praxis. Heidelberg: Springer.
Conrad (2015): Das erfolgreiche Krankenhaus. Berlin: Medizinisch Wissenschaftliche Verlagsgesellschaft.
Dietz, Bofinger (2024): Krankenhausfinanzierungsgesetz, Bundespflegesatzverordnung und Folgerecht – Kommentar; Loseblattwerk: Wiesbaden: Kommunal- und Schul-Verlag.
DKG (2023): Vereinbarung zur Datenübermittlung nach § 301 Abs. 3 SGB V in der Fassung der Fortschreibung vom 01.04.2023
Fleßa (2010): Grundzüge der Krankenhausbetriebslehre. München: Verlag Oldenburg.
GKV, DKG, KBV (2024): Vertrag nach § 115b Abs. 1 SGB V vom 01.01.2024
Graumann, Schmidt-Graumann (2016): Rechnungslegung und Finanzierung von Krankenhäusern. Herne: nwb Studium.
Haubrock, Schär (2009): Betriebswirtschaft und Management in der Gesundheitswirtschaft. Bern: Hogrefe AG.
Hill-Burton-Act (1946): Hospital Survey and Construction Act, 13. August 1946
InEK (2016): Kalkulation von Behandlungskosten. Handbuch zur Anwendung in Krankenhäusern. Version 4.0.
Münzel, Zeiler (2009): Krankenhausrecht und Krankenhausfinanzierung. Stuttgart: Kohlhammer
OECD (2020): OECD Health Statistics
Oswald, Schmidt-Rettig, Eichhorn (2017): Krankenhaus-Managementlehre. Stuttgart: Kohlhammer.
Schlottmann, Laufer (2020): Pauschalierendes Entgeltsystem für die Psychiatrie und Psychosomatik 2020 UPDATE. Stuttgart: Kohlhammer.
Schlüchtermann (2020): Betriebswirtschaft und Management im Krankenhaus. Berlin: Medizinisch Wissenschaftliche Verlagsgesellschaft.
Wasem, Matusiewicz, Neumann, Noweski (2019): Medizinmanagement. Berlin: Medizinisch Wissenschaftliche Verlagsgesellschaft.
Wöhe, Döring, Brösel (2023): Einführung in die Allgemeine Betriebswirtschaftslehre. München: Vahlen.

Stichwortverzeichnis

A

Abgrenzungsverordnung 50
Abrechnungsregeln 123
Akademisches Lehrkrankenhaus 19
Akutkrankenhaus 17
Allgemeinkrankenhaus 17
Ambulantes Operieren 30
Anlagegut 57
Anstaltskrankenhaus 17
Ausgleichsbetrag
- Verrechnung 129
Ausgleichsquote 128

B

Base Rate 80
Basisfallwert 80
Baupauschale
- Definition 59
- Methodik 60
Begleitperson
- Mitaufnahme 67
Belegärztliche Leistung 66
Belegentbindungspfleger 66
Beleghebamme 66
Belegkrankenhaus 17
Berechnungstag 157
Betriebskosten 52
Budgetverfahren
- Aufbau/Ablauf 114
- Beteiligte 115

C

Case-Mix 79
Case-Mix-Index 79

D

Datenübermittlung
- § 21 KHEntgG 153
- § 301 SGB V 151
- Abrechnung 151
- Krankenhausstatistik 154
- Weiterentwicklung 153
Diagnose 90
Doppelte Degression 132
DRG
- Erlösfunktion 86
- Grundbegriffe 78
- Hauptgruppe 77
- hierarchischer Aufbau 76
- MDC 77
- Nomenklatur 88
- System 75
- Vorgaben Gesetzgeber 73
- Workflow 93
DRG-Katalog
- Anlagen 83
- Aufbau 81
- Herkunft 81
DRG-Leistungskatalog
- Umstrukturierung 145
Durchschnittlich belegtes Bett 159

E

Einführung
- DRG-System 118
Einzelförderung 55
Entlassmanagement 32, 67
Erhaltung 54
Erlösausgleich
- Ermittlung 126
- Funktion 126
Erstbeschaffung 57

F

Fachkrankenhaus 17
Fallpauschalenvereinbarung 83, 124
Fallschwere
- mittlere 79
Fallzahl 157
Fallzusammenführung 124
Fehlbelegung
- primäre 35
- sekundäre 35
Fixkostendegressionsabschlag 132
- Ausnahmen 135
- Ermittlung 133
- Höhe 133
Früherkennung 67
Frührehabilitation 67

G

G-AEP-Kriterien 36
Gebrauchsgut 57
Genehmigung
- des Budgets 114

Grouper 89
Grundgesetz 23
Grundversorgung 19

H

Herstellung 54
Herstellungskosten 54
Hill-Burton-Formel 44
Hochschulklinik 39
Hybrid-DRG
– Abrechnung 104
– Leistungserbringer 100
– Leistungskatalog 101
– Motivation 99
– Rechtsgrundlage 99
– Vergütung 102
– Zugang des Patienten 100

I

Instandhaltungskosten 54
Investitionsbewertungsrelationen
– Beispiel 63
– Definition 61
– Herkunft 61
Investitionskosten 54
Investitionsprogramm 40

K

Klassifikationssystem 89
Komplikation 125
Koordinierungsaufgaben 149
Kosten
– nicht pflegesatzfähige 68
– pflegesatzfähige 68
Krankenhaus
– Einrichtung 16
– Zulassung 39
Krankenhausbehandlung
– Abgrenzung 33
– Erscheinungsformen 25
– nachstationäre 28
– stationsäquivalente 31
– tagesstationäre 31
– teilstationäre 25
– vollstationäre 25
– vorstationäre 26
Krankenhausfinanzierung
– duale 49
– monistische 49
Krankenhausleistung 14
– allgemeine 66

– Bestandteile 66
Krankenhausplan 40
Krankenhausplanung
– Methode 44
– Versorgungsgebiete 43
– Ziele 41
Krankenhausreform 139
Krankenhausstandort 14

L

Leistungen Dritter 67
Leistungsgruppe 47, 140

M

Maximalversorgung 19
Mehrerlös 127
Mehrleistungsabschlag
– Definition 131
– Ermittlung 131
– Höhe 132
Mindererlös 127
Mindestvorhaltezahl 142

N

Nutzungsgrad 159

P

Pauschalförderung 55
PEPP
– Erlösermittlung 108
– Katalog 106
– Nomenklatur 111
– Vorgaben Gesetzgeber 74
– weitere Entgelte 107
Pflegetag 157
Plankrankenhaus 39
Prospektivitätsgebot 114
Prozedur 91

R

Rechtsform 18
Regelversorgung 19
Relativgewicht 78
– Ermittlung/Pflege 85

Stichwortverzeichnis

S

Schiedsstelle 116
Schwerpunktversorgung 19
Sektorenübergreifende Versorgung 147
Sonderkrankenhaus 17
Sozialgesetzbuch 21

T

Trägerpluralität 46
Trägerschaft
- freigemeinnützige 18
- öffentliche 18
- private 18
Trägervielfalt 46

U

Universitätsklinik 19
Uno-acto-Prinzip 14

V

Verbrauchsgut 57
Verbringung 123
Vereinbarungsebenen
- DRG-System 118
- PEPP-System 118
Verlegung 123

Vernetzungsaufgaben 149
Verrechnung
- Entgelte 116
Versorgungsstufe
- allgemein 19
Versorgungsvertrag 39
Verweildauer
- durchschnittliche 158
Vorhaltebudget 144

W

Wahlarztkette 71
- erweiterte 71
Wahlleistung
- allgemeine 69
- Arzt 69
- Unterkunft 69
Wiederaufnahme 124
Wiederbeschaffung 57
Wiederherstellung 54
Wirtschaftlichkeitsprinzip 22

Z

Zusatzentgelt
- Anlagen 96
- Definition 96
- Erlösbildung 97